U0338515

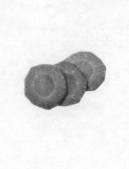

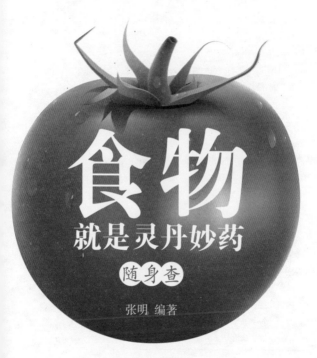

食物

就是灵丹妙药

随身查

张明 编著

天津出版传媒集团

天津科学技术出版社

图书在版编目（CIP）数据

食物就是灵丹妙药随身查 / 张明编著 . —天津：天津
科学技术出版社，2013.12（2024.3 重印）

ISBN 978-7-5308-8587-1

Ⅰ . ①食… Ⅱ . ①张… Ⅲ . ①食物养生 – 基本知识
Ⅳ . ① R247.1

中国版本图书馆 CIP 数据核字（2013）第 304232 号

食物就是灵丹妙药随身查
SHIWU JIUSHI LINGDANMIAOYAO SUISHENCHA

策划编辑：	杨 譞
责任编辑：	孟祥刚
责任印制：	兰 毅
出 版：	天津出版传媒集团 天津科学技术出版社
地 址：	天津市西康路 35 号
邮 编：	300051
电 话：	（022）23332490
网 址：	www.tjkjcbs.com.cn
发 行：	新华书店经销
印 刷：	鑫海达（天津）印务有限公司

开本 880×1 230 1/64 印张 5 字数 147 000
2024 年 3 月第 1 版第 2 次印刷

定价：58.00 元

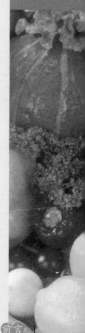

　　食物一直是人类赖以生存的物质基础，它不仅蕴含了人体所需的各种营养元素，且中医还认为"凡膳皆药，食药同源"，人们日常食用的食物都是可以用来防病治病的，像西红柿富含番茄红素，具有抗氧化功能；芹菜可以降血压；黑木耳可起到降低胆固醇的作用；苹果具有防止骨质疏松的功效；小米具有安心宁神的功效，可辅助治疗失眠、神经衰弱等症；玉米含有丰富的营养元素，可起到预防直肠癌的作用。同时，比起药物治疗疾病后会带来一定的毒副作用，食物治疗疾病更具安全性。

　　全书精选了近百种居家保健治病必知的养生食物，根据食物种类分为五谷杂粮最养人、蔬菜瓜果能治病、畜肉禽蛋最强身、喝对饮品不得病等四大章节，详细介绍了每种食物的别名、来源、主要成分、药用价值、功效主治、食用禁忌、药典选录、治病偏方等实用知识，使读者能够在第一时间就对每种食物有清晰的认知，并迅速掌握每种食物的保健功效和食用方法。同时我们还按照中国人的日常饮食习惯，为每种食物量身定做了养生菜，其制作步骤清晰明了，讲解详细，操作简单易行。

科学的养生理念，丰富实用的内容，新颖的养生菜品，相信本书一定能成为你居家生活的好帮手，为你和家人、朋友的健康保驾护航。

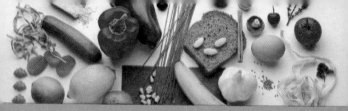

contents 目录

第二章 蔬菜瓜果能治病

第三章 畜禽水产最强身

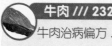

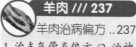

第四章 喝对饮品不得病

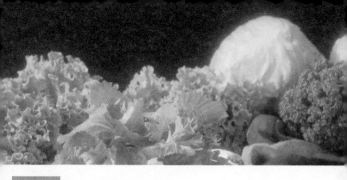

食物是最好的医药

　　我国传统食疗不仅具有悠久的历史,其独特的理论和丰富的内容,更是中国传统医学的重要组成部分。中华民族自古就有"凡膳皆药,食药同源"的食疗养生理念深深扎根在人民群众心中。

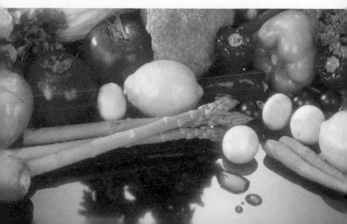

食物为什么能成为医药

一、中医理论

饮食与医药的关系非常密切，就像一对孪生姊妹，几乎是同时出现的。早在两三百万年以前，地球上就有了原始人类。我们的远古祖先为了生存，采集野果、挖掘植物根茎、猎杀动物，寻找食物充饥。在这个漫长的过程中，他们发现有的东西香甜可口，吃了以后不饥不渴、浑身有劲；而有的东西虽苦涩难咽，但吃了以后身体内外原有的病痛会消失殆尽。于是，前一类就成了人们口耳相传的食物，后一类就成了药物。而介于两者之间，既香甜味美，又能增强体力、消除病痛的食物，就成了食疗的主要原料。古人所谓"食药同源、药食同用"说的就是这个道理。

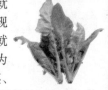

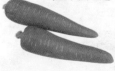

在中医理论指导下，中华民族积累了正确选择食物、合理搭配膳食、用食物进行养生

防病的丰富经验，其中"以食代药""药补不如食补"都是中医食养学中的重要观点。食物与药物一样，有寒、热、温、凉"四性"，辛、甘、酸、苦、咸"五味"。根据中医理论，"五味"可入五脏，即"酸入肝，辛入肺，苦入心，咸入肾，甘入脾"（《黄帝内经》）。五脏各病均可用与其性、味相适应的食物进行治疗。而食物胜于药物的最大优点是，食物除了"寒、热、温、凉"四性外，"平性"者（即性质平和者）居多，故可常吃久食而不出现体质的偏差。

事实上，食物都具有作为营养物质供养机体和作为药用物质治疗疾病的双重功能，我们的祖先对此早有研究。例如，《黄帝内经》中就清楚地论述了"五谷"的作用，认为它一方面可以作为天地之精气以灌溉五脏、充养元气，所谓"五谷（黍、秫、菽、麦、稻）为养，五果（枣、李、杏、栗、桃）为助，五畜（狗、羊、牛、鸡、猪）为宜，五菜（韭、薤、葵、葱、藿）为充，气味合而服之，以补精益气"；另一方面又以其五味之不同而用于治病，如"谷味酸，先走肝；谷味苦，先走心；谷味甘，先走脾；谷味辛，先走肺；谷味咸，先走肾"等。

二、现代医学研究

中医食养食疗学除了研究食物的性味功效之外，还结合现代营养学内容，研究各类食物的组成成分。

食物的成分包括了营养素和非营养素。食物的营养素是现代营养学家普遍关注的内容。目前较明确的有6大营养素：即蛋白质、脂肪、碳水化合物、维生素、矿物质和水。这些营养素的功用有3方面：供给机体活动所需的热量，供给人体生长和组织修补所需的材料，调节机体的生理功能。营养素对人类的生长、发育、益寿以及孕育下一代都起着重要作用。

食物除了有人体需要的6大类40多种营养素外，还含有非营养素，这一点已被营养科学工作者所认识和注意。食物既有营养作用，又有治疗作用。而不少食物中的非营养素成分即有治疗作用，近来的营养学家在这一领域已做了较多探索。如蒜中含有二烯丙基三硫化物（大蒜新素）以及锗、硒等元素，可抗细胞突变；萝卜中含有一种淀粉酶，能够解除亚硝胺、苯并芘的毒性，使之失去致癌作用；鲜姜中的多元酸人参萜三醇可抑制癌细胞的扩散；玉米中含有一种抗癌因子——谷胱甘肽，它在硒的参与下，可催化自由基的还原，使化学致癌物质失去其活性等。

现今，人民生活水平提高了，饮食不仅限于吃饱，且追求吃得科学合理、营养平衡，以达到养生保健的目的。对食物的研究也不仅限于食物的营养成分，还扩展到食品的保健功能机制，以及如何开发保健食品等其他方面。生物活性物质是近年来营养保健食品开发利用的热点,它们的主要原料资源,按照"回归自然"的新理念,取之于食物,也包括我国卫健委公布的"既是食品又是药品"类。目前运用较多的生物活性物质主要有以下几类。

1 蛋白质氨基酸类。蛋白质氨基酸是人体必需的营养素。如牛磺酸,它是以游离态存在于体内的,可与胆汁酸形成复合物,具有降低血液中胆固醇含量、促进胆汁分泌、改善肝代谢和增强肝功能的作用,还可抑制交感神经、降低血压,起到镇静作用,预防脑卒中。

2 多烯不饱和脂肪酸类。多烯不饱和脂肪酸类的研究开发是近年生命科学研究的热点。研究认为,此类活性物质对于胎儿和婴儿神经系统发育有益,但须注意二十二碳六烯酸(DHA)与二十碳五烯酸(EPA)含量和恰当的比例(DHA:EPA=1:4 比较合适)。

3 皂苷类。皂苷类中开发利用最多的是人参皂苷,它可用于配制降血糖剂、抗肿瘤剂(包括恶性肿瘤)、抗溃疡剂及作为食品添加剂等。人参皂苷主要来源于各类人参,人参类保健品的质量标准可以用皂苷量来表示。

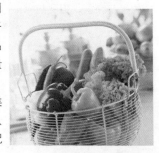

4 黄酮类化合物。黄酮类物质具有清除自由基、抑制血小板凝集、改善记

忆力、调节血脂、改善脑功能障碍等作用，是许多中草药、蔬菜、水果等食物中的生物活性物质。

5 β-胡萝卜素。β-胡萝卜素是营养素型生物抗氧化剂，具有抗癌、遏制自由基损害、延缓衰老等多种功能，该物质广泛存在于多种蔬菜水果中。

6 维生素 E。维生素 E 与 β-胡萝卜素具有相似作用，是有效的生物抗氧化剂。此外，维生素 A、维生素 C、维生素 D 等也有抗氧化功效。

7 矿物质。碘是人体不可缺少的重要微量元素，除国家强制推行加碘盐外，各类加碘食品也不少见；硒是近年来确认的生物抗氧化剂，对控制生物过氧化、减缓自由基损害、防止克山病和癌症均有显著作用；强化铁、锌食品在儿童与孕妇中运用较多；钙、锗、铜、锰也得到了一定程度的重视。

8 双歧杆菌。双歧杆菌是 1889 年从母乳喂养的婴儿粪便中分离发现的。近年研究证明双歧杆菌是人体肠道内的优势菌群，但会随年龄增长而减少，至老年临终前完全消失。目前流行的外源性补充方式是在食品或饮料中添加促进双歧杆菌生长的低聚糖，食入后能刺激肠道内原有的双歧杆菌生长繁殖。

9 低聚糖。低聚糖具有不被人体消化酶分解、难以消化吸收、热值低的特点，可消除因过多摄入甜食而带来的副作用，还具有防病抗病作用，并且能使人体肠道内的有益菌群——双歧杆菌活化。

10 肽类。肽类包括促进钙吸收肽、易消化吸收肽、降血压肽、谷胱甘肽等。如谷胱甘肽广泛存在于动植物中，可清除体内过氧化反应生成的自由基，与过氧化酶共同作用能将体内过氧化氢或过氧化脂还原，保护生物膜，延缓机体衰老，预防动脉硬化，同时具有解毒作用。

生物活性物质的研究开发，主要从食物中提取，或配制成保健营养品，或作为食品的辅助添加剂，使食物的治疗作用有明显的针对性。这是近年来食物治疗的重要内容。

综上所述，食物作为医药，可谓当之无愧。

食物医药的六大优点

（1）取材方便。瓜果蔬菜、五谷杂粮、鱼肉禽蛋、蜂乳饮品、调味佳品等都是居家必备之食品，目前在各地市场上均可采购到，且品种繁多、易于选择。

（2）制作简单。家常食物疗方的制作方法非常简单，有的可以直接食用，即使需要加工的，做法也很简单。只要是懂得一般烹饪常识的人，都能制作。而且，有许多疗方可以一次制备多份，分次使用，只需利用冰箱保持新鲜即可。

（3）价格低廉。如今，家常食物的市场供应量一般很大，而价格逐步呈下滑趋势，因此，食物疗法的成本远低于药物疗法，可以说十分经济。

（4）疗效明显。家常食物疗法尽管取材方便、制作简单、价格低廉，但与其他中药材一样，具有性味、功效，所以有明显的治疗作用。

（5）食用可口。现代营养学家认为，家常食物皆含有丰富的水分、蛋白质、氨基酸、有机酸、纤维质、糖类、维生素和钙、磷等矿物质。从口感上说，大部分食物都十分鲜美可口，"良药不苦口"，所以深受人们喜爱。

（6）副作用小。安全可靠是食物疗法的另一大特点。食物是为人体提供生长发育和健康生存所需的各种营养素的可食性物质，所以不会为人体带来不良的影响和干扰，这也正是一般药物所不具备的优点。另外，食物疗法不仅很少会出现副作用，而且还具有一定的解毒作用，如红枣能解药毒，调和诸药；冬瓜可解鱼、酒毒；绿豆亦可解诸毒等。不过，如果过量食用某种食物或没有选对病情有益的食物，那也仍可能会引起人体的不适，但只要及时停止使用，不适的状况就会自动消失。

食疗的五大医学意义

食物入药即为食疗，也就是利用食物中所含有的营养成分的特性加上烹调方法来协助治疗疾病的一种科学方法，它具有五个重要的医学意义。

（1）食疗是一种重要的治疗手段，通过增加或控制某种营养素的方法以达到治疗疾病的目的。例如，原发性营养缺乏病的病因和治疗与营养直接相关。蛋白质和热能缺乏可引起营养性水肿。发展中国家的一些儿童，就是因为缺乏营养，以致骨瘦如柴。而各种维生素缺乏症也是由于缺乏相应营养而导致的后果，只要通过食疗并除去一些不良因素，疾病就能痊愈。像小儿患佝偻病是因缺乏钙和维生素 D，如能及时补充钙质及维生素 D 或充分接触阳光，很快就能得到纠正；先天性代谢病——苯丙酮尿症，若在婴儿时期即给以低苯丙氨酸的饮食，就能抑制病情的发展；其他如糖尿病、慢性肝炎、高脂血症等，临床上多强调以营养治疗为主。所以，通过合理的食疗，再结合必要的药物治疗，很多病症即可得到控制，消除症状，达到好转或痊愈的目的。

（2）食疗可作为一种治疗和诊断的辅助措施。例如：对高血压、心脏病、肾脏病伴有水肿病等患者，给以限盐饮食即可减轻或消除症状；对肝性脑病患者，为了降低其血氨的含量，把蛋白质供应降到最低标准（每日 20 克左右）。这都是配合临床治疗的一种辅助措施。此外，食疗也可作为协助诊断的方法，如潜血试验餐、干膳食等，可协助诊断消化道是否出血、胆囊收缩和肾浓缩功能。

（3）食疗可为其他疗法创造条件。外科手术前有营养不良、组织水肿、贫血的患者，势必会给手术增加困难，降低手术成功率。因手术或外伤使机体处于应激状态，组织的分解代谢加强，出现负氮平衡，营养素的消耗增加。而"要素膳"（化学配制膳）可为解决手术前后的营养不良问题发挥良好作用。

（4）食疗可补偿消耗、恢复体力。急性病或慢性病都会增加体力和组织的消耗，一方面体力需要补充，另一方面组织需要修复。如不及时补充营养物质，机体就会利用其他部分组织进行修补，实质上只是拆东墙补西墙。病后增加营养的目的是降低分解代谢，促进合成代谢，维持体内环境的稳定，保护承担代谢活动的肝脏，否则受损组织难以修复，伤口不易愈合。在治疗疾病的过程中，如能重视食疗，疗效就会更为显著。

（5）食疗可调整免疫功能。研究证明营养不足对人体免疫应答有损害，会使细胞和体液免疫功能降低，可通过食疗调整。如营养不足儿童经常有补体 C_3、补体 C_1、补体 C_5 的降低。食疗后，许多免疫指标即可得到恢复，特别是细胞免疫和补体 C_3。由此可见，食疗可调整免疫功能，从而改善患者的免疫状态，有利于机体的恢复。

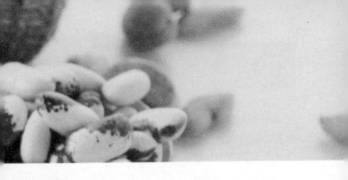

第一章

五谷杂粮最养人

　　在人一生的饮食中，一日三餐占据了重要位置；而三餐结构中，五谷杂粮又占去了大部分，因此如何吃好五谷杂粮就显得极其重要。

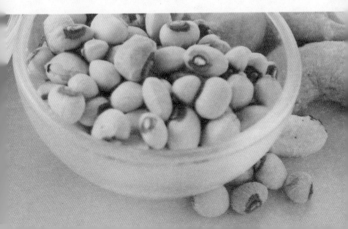

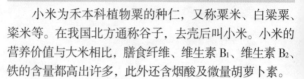

小米

xiaomi

小米为禾本科植物粟的种仁，又称粟米、白粱粟、粢米等。在我国北方通称谷子，去壳后叫小米。小米的营养价值与大米相比，膳食纤维、维生素 B_1、维生素 B_2、铁的含量都高出许多，此外还含烟酸及微量胡萝卜素。

小米熬粥时粥面上会浮一层细腻的黏稠物，俗称为"米油"。米油的营养极为丰富，滋补力最强，有"米油可代参汤"的说法。

药典选录 ▼

"和中益气，止痢，治消渴，利小便，陈者更良。"

——《本草纲目》

"煮粥食益丹田，补虚损，开肠胃。"

——《岭南采药录》

🧑‍⚕️ **医生叮咛** ▶ 气滞者忌食。

小米治病偏方

1. 治胃炎偏方 >>>>>>>>>

小米、白糖各30克。小米炒黄研粉，加白糖拌匀。每日2次，每次2匙，连服1~3个月。本方健脾补气，适用于慢性胃炎、脾胃虚弱疼痛。（经验方）

2. 治感冒偏方 >>>>>>>>>

小米80克，葱白3根，白酒20毫升。加水适量煮成粥，热服取汗。治风寒感冒。（经验方）

3. 治失眠偏方 >>>>>>>>>

小米100克，红枣5颗，茯神10克。先煎煮茯神，滤取汁液，以茯神液与红枣、小米同煮为粥。每日2次，早晚服食。本方健脾养心、安神益志，凡心脾两虚、惊悸怔忡、失眠健忘、精神不集中者皆适用。（经验方）

4. 治神经衰弱偏方 >>>>>>>>>

小米100克，百合10克。先用小米煮稀粥，待粥成之后，加百合（干品，用冷水浸泡一夜），稍煮即成。寝前15～30分钟吃一小碗，淡、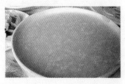咸、甜吃均可。本方具有滋阴健脾、养心安神等功效，可治神经衰弱。（经验方）

5. 治反胃偏方 >>>>>>>>>

小米粉100克。小米粉加水和面，做成梧桐子大小的丸子，下沸水煮熟，加少许盐调味，空腹饮汤食丸子。治反胃。（《食医心镜》）

6. 治口渴偏方 >>>>>>>>>

小米100克，西洋参10克，生地30克，冰糖适量。

将西洋参及生地加水煎汁，去渣留汁，加入小米用文火煮粥，将熟时加入冰糖，略煮，待糖溶化后即可。本方补气养阴、清热生津，素体阴虚者入夏常饮此粥，可防治暑伤津气、烦热口渴。（经验方）

7. 治腹泻偏方 >>>>>>>>>

（1）小米50克，山药25克，红枣5颗。上述三味洗净，红枣去核，入锅共煮成粥，一次食下，每日3次。健脾养胃、补虚止泻，主治脾胃虚弱之大便溏泻。（经验方）

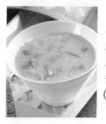

（2）小米150克，车前子、白术各10克。将小米淘洗干净，加水煮熟成粥，车前子、白术共研细末，和小米粥服下，每日3次。清热利湿、健脾止泻，治腹泻有神效。（经验方）

（3）小米60克，茱萸、肉豆蔻各30克，蜂蜜适量。前三味炒焦，研细，炼蜜为丸。每日2次，每次服6克，温水送下。主治慢性肠炎引起的久泻虚痢。（经验方）

8. 治贫血偏方 >>>>>>>>>

小米50～100克，桂圆肉30克，红糖适量。将小米与桂圆肉同煮成粥。待粥熟，调入红糖。空腹食，每日2次。本方具有补血养心、安神益智的功效，主治贫血，适用于心脾虚损、气血不足、失眠健忘、惊悸等症。（经验方）

小米食疗方

■ **调治慢性肾炎、肾病综合征食疗方** >>>>>>>>>

　　肾病综合征是指不仅出现了单一的肾症状，还出现大量的蛋白尿，使得血液中的蛋白质减少，同时伴有严重的浮肿。成人半数以上是由于急性肾炎和慢性肾炎引起的。

　　采用饮食疗法治疗该症时，要限制摄入蛋白质，以减轻肾脏负担，同时还要限制摄入钠，以防止浮肿。小米中蛋白质及蛋白质的氨基酸含量适中，蛋白质钠含量则极低，可用于调养慢性肾炎、肾病综合征。另外，小米中的钾还有利于体内多余钠的排出，能够消除浮肿。《本草纲目》也曾说过："粟米味咸淡，气寒下渗，肾之谷也，肾病宜食之。"

蘑菇小米羹 ▼

配方：小米 100 克，蘑菇 8 个，粳米 50 克，葱末 3 克，盐 1 克。

制法：（1）蘑菇洗净，在开水中焯一下，捞出切片。

（2）粳米、小米分别淘洗干净，用冷水浸泡半小时。

（3）锅中倒入冷水，将粳米、小米放入，用旺火烧沸，再改用小火熬煮。

（4）粥将稠时，加入蘑菇拌匀，下盐调味，再煮 5 分钟，撒上葱末，即可食用。

功效：补肾消肿，可用于调养慢性肾炎、肾病综合征。

■ 排钠、降低血压食疗方 >>>>>>>>

高血压患者多吃含钾、钙、镁丰富而含钠低的食品，如小米、豆类、花生等，可改善血管弹性和通透性，增加尿钠排出，达到降低血压的目的。

黄豆小米粥 ▼

配方： 小米 100 克，黄豆 50 克，白糖 10 克。

制法：（1）将小米、黄豆分别磨碎，小米入盆中沉淀，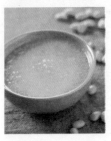滗去冷水，用开水调匀；黄豆过筛去渣。

（2）锅中加入约 1500 毫升冷水，烧沸，下入黄豆，再次煮沸以后，下入小米，用小火慢慢熬煮。

（3）见米烂豆熟时，加入白糖调味，搅拌均匀，即可盛起食用。

功效： 降低血压，强身健体。

绿豆海带小米粥 ▼

配方： 小米 100 克，绿豆 50 克，海带 30 克，红糖 15 克。

制法：（1）绿豆洗净，放入冷水中浸泡 3 小时，沥干水分；小米淘洗干净，浸泡半小时后捞起。

（2）海带洗净后浸泡 2 小时，冲洗干净，切成块。

（3）锅中注入约 1000 毫升冷水，将绿豆、海带放入，用旺火烧沸后加入小米，改用小火慢慢熬煮。

（4）待米烂粥熟时下入红糖，调好口味，再稍焖片刻，即可盛起食用。

功效：降低血压。

■开胃养胃食疗方 >>>>>>>>>>

　　小米蛋白质的氨基酸组成成分中，苏氨酸、蛋氨酸和色氨酸的含量高于一般谷类，而脂肪、维生素 B_1、维生素 B_2 和胡萝卜素的含量也比较高。这些物质均是人体必需的营养物质，而且容易被消化吸收，适合脾胃虚弱、消化不良、病后体弱的人及儿童经常食用，因而，小米被营养专家称为"保健米"。

鲜菇小米粥 ▼

配方：小米 100 克，粳米 50 克，平菇 50 克，葱末 3 克，盐 2 克。

制法：（1）平菇洗净，在开水中余一下，捞起切片。

（2）粳米、小米分别淘洗干净，用冷水浸泡半小时。

（3）锅中加入适量的冷水，将粳米、小米放入，用旺火烧沸，再改用小火熬煮，待再滚起，加入平菇拌匀，下盐调味，再煮 5 分钟，撒上葱末，即可盛起食用。

功效：补脾和胃，用于治疗胃病。

■防止记忆力减退食疗方 >>>>>>>>>

　　小米富含蛋白质、B 族维生素等元素。B 族维生素在脑内帮助蛋白质代谢，其中维生素 B_1 可保障脑的正常功能，防精神疲劳和倦怠；维生素 B₂ 是增进脑记忆功能不可缺少的物质；防止记忆力减退。

扁豆小米粥 ▼

配方：小米 100 克，扁豆 30 克，党参 10 克，冰糖 15 克。

制法：（1）党参洗净，切成片。

（2）扁豆洗净，与党参片一同放入锅中，加入适量冷水煎煮约半小时，取出汁液，再加入冷水煎煮 10 分钟，取出汁液，两次的汁液放在一起，放入锅中烧沸。

（3）小米淘净后略为浸泡，放入烧沸的汁液中，用小火慢煮成粥。

（4）粥内加入冰糖煮溶，再稍焖片刻，即可盛起食用。

功效：促进大脑微循环，防止记忆力减退。

小米蛋奶粥 ▼

配方：小米 100 克，牛奶 300 毫升，鸡蛋 1 个，白糖 10 克。

制法：（1）将小米淘洗干净，用冷水浸泡片刻。

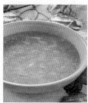（2）锅内加入约 800 毫升冷水，放入小米，先用旺火煮至小米胀开，加牛奶继续煮至米粒松软烂熟。

（3）鸡蛋磕入碗中，用筷子打散，淋入奶粥中，加白糖熬化即可。

功效：促进大脑微循环，防止记忆力减退。

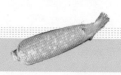

yumi

玉米

玉米，为草本科植物玉米的籽实，又名苞谷、棒子、玉蜀黍、金黍等，原产于美洲。新鲜的熟玉米颗粒味道鲜美、香气独特，易于咀嚼和消化，是老幼咸宜的食品。

玉米含有钙、谷胱甘肽、镁、硒、维生素 E 和脂肪酸等多种有益成分，具有很高的营养价值以及多种医疗保健功效，多食玉米对人体的健康颇为有利。因此，有营养学家把玉米又称为"黄金谷物"。

药典选录 ▼

"调中开胃。"

——《本草纲目》

"益肺宁心。"

——《医林纂要》

🛡 医生叮咛 ▶ 玉米蛋白质中缺乏色氨酸，所以玉米为主食的人应多吃些豆类食品。

玉米治病偏方

1. 治高血压偏方 >>>>>>>>>

玉米须 30 克，茶叶 5 克。用沸水冲泡，代茶饮用。适用于肾炎合并高血压症。（经验方）

2. 治浮肿偏方 >>>>>>>>>

　　玉米 50 克，玉米须 10 克，蝉衣 3 个，蛇蜕 1 条。将玉米、玉米须、蝉衣、蛇蜕分别用净水洗净，一起放入砂锅，加水适量，文火煎煮 15 分钟，去渣取药液服用。每日 1 次，连服数日。治浮肿。（经验方）

3. 治胆结石偏方 >>>>>>>>>

　　玉米须 30 克，绿茶 3 克，清水适量。将玉米须、绿茶以适量的清水煮沸 20 分钟，每日当茶饮用。可治疗胆结石。（经验方）

4. 治肾结石偏方 >>>>>>>>>

　　玉米须 40 克，金钱草 30 克，绿茶 5 克。上三味加水 1000 毫升，煮沸 10 ~ 15 分钟即可（先后煎二次，两汁混合在一起饮）；或上三味制粗末，置茶壶内沸水浸泡 20 分钟。每日 1 剂，不拘时，频频饮之。本方健脾补肾、利水排石，主治脾胃虚弱型肾结石。（经验方）

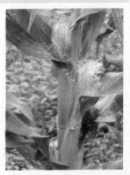

5. 治风疹偏方 >>>>>>>>>

　　玉米须 15 克，发酵好的酒酿 100 克。玉米须放入锅内，加水适量，煮 20 分钟后捞出玉米须，再加酒酿，煮沸食用。适用于风湿型风疹块。（经验方）

6. 治鼻炎偏方 >>>>>>>>>

玉米须(干)6克,当归尾3克。玉米须晒干切碎,当归尾焙干切碎,混合装入烟斗,点燃吸烟,让烟从鼻腔出。每日5～7次,每次1～2烟斗。本方活血通窍,主治慢性鼻炎。(经验方)适用于慢性胃炎、脾胃虚弱疼痛。(经验方)

7. 治肾炎偏方 >>>>>>>>>

(1)鲜玉米须1000克,白糖500克。将玉米须洗净,加水适量煎1小时去渣,再继续以文火浓缩,到将要干锅时,离火待冷,拌入干燥白糖把煎液吸净,混匀,晒干,压碎装瓶备用。每天3次,每次10克,以沸水冲服,连服7～10天。主治急性肾炎。(《医食同源》)

(2)玉米粉60克,花生仁30克,枸杞子15克,白糖适量。花生仁、枸杞子兑水煮熟,调入玉米粉,煮熟成羹,加白糖适量即可。每日1剂,分2次服食。补益肝肾、利尿降压,适用于慢性肾炎兼有高血压症者。(经验方)

8. 治高血压偏方 >>>>>>>>>

(1)玉米穗60克,决明子10克,甘菊花6克。上述三味一起加水煮,将残渣除去,汁液分两次喝完。利尿消肿,对肾性高血压功效尤佳。(经验方)。

(2)玉米须30克,茶叶5克。用沸水冲泡,代茶饮用。适用于肾炎合并高血压症。(经验方)

玉米食疗方

■便秘、预防直肠癌食疗方 >>>>>>>>>>

直肠癌是常见的恶性肿瘤之一，在胃肠道恶性肿瘤中仅次于胃癌。鲜玉米中的膳食纤维为精米、精面的 6～8 倍，而硒、镁、类胡萝卜素含量也很多，常吃新鲜玉米能使大便通畅，使毒素迅速排出体外，不但能够防治便秘和痔疮，还能预防直肠癌。

煮玉米 ▼

配方：新鲜嫩玉米适量。

制法：将玉米洗净，加足水煮熟。

功效：促进消化，防治便秘。

■癌症食疗方 >>>>>>>>>>

在玉米面中含有大量赖氨酸和谷胱甘肽，能抑制抗癌药物对人体产生的副作用，还能抑制肿瘤细胞的生长。而鲜玉米在烹煮过程中也可以释放一种酚类化合物，对癌症的治疗有一定效果。玉米中所含的胡萝卜素，被人体吸收后能转化为维生素A，它具有一定的防癌作用。

玉米粉粥 ▼

配方：玉米粉 50 克，粳米 60 克，熟芝麻适量。

制法：（1）将粳米淘洗干净，放入锅内；玉米粉放入大碗中，加冷水溶和调稀，倒入粳米锅内，再加水适量。

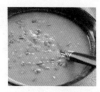

（2）将盛有粳米和玉米粉的锅置武火上熬煮，边煮边搅动，防止煳锅，至熟后，撒上熟芝麻即成。

功效：益肺宁心、调中和胃、防治癌症，适用于高脂血症、冠心病、心血管系统疾病、各种癌症。

青椒玉米 ▼

配方：鲜玉米 250 克，青椒 100 克，精盐 5 克，植物油适量。

制法：（1）将鲜玉米粒洗净，入沸水中煮至八成熟，

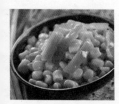

捞出沥干；青椒去蒂洗净，切 5 厘米长的段。

（2）将净锅置微火上，放入青椒炒蔫盛出；锅中加植物油，烧热下玉米粒，加青椒、盐炒匀即成。

功效：润肠通便、防癌抗癌。

■ 血管硬化食疗方 >>>>>>>>>

玉米脂肪中含有 50% 以上的亚油酸、卵磷脂和维生素 E 等营养素，这些物质能防止胆固醇向血管壁沉淀，具有降低胆固醇，防止高血压、冠心病和抗血管硬化的作用。有研究表明，美洲印第安人不易患高血压与他们主要食用玉米有关。

配方：嫩玉米粒 200 克，枸杞子 10 克，青豆 20 克，白糖 20 克，湿淀粉 25 克。

制法：（1）嫩玉米粒洗净，用冷水浸泡 2 小时。

（2）枸杞子洗净，用温水泡软；青豆清洗干净。

（3）坐锅点火，加入适量冷水，将嫩玉米粒、青豆放入，烧至玉米粒烂熟后，下入白糖、枸杞子拌匀，煮约 5 分钟，用湿淀粉勾稀芡，即可盛起食用。

功效：降低血压。

■阿尔茨海默病食疗方 >>>>>>>>>

人随着年龄增长，记忆力会减退，其原因与乙酰胆碱含量不足有一定关系。乙酰胆碱是神经系统信息传递时必需的神经递质，人脑能直接从血液中摄取磷脂及胆碱，并很快转化为乙酰胆碱。玉米中含有丰富的卵磷脂，长期补充卵磷脂可以保持人体内乙酰胆碱的含量，从而减缓记忆力衰退的进程，预防或推迟阿尔茨海默病的发生。

玉米排骨汤 ▼

配方：玉米粒 100 克，猪排骨 500 克，料酒、葱段、姜片、盐各适量。

制法：（1）将排骨剁成小块，用沸水焯去血沫。

（2）锅内重新放清水，将排骨放入锅内，姜片、葱段一起放入锅中，滴入少许料酒，用武火烧沸，转小火煲约 30 分钟。

（3）待肉七成熟时，放入玉米粒，一同煲 10 ~ 15 分钟，去掉姜片、葱段，加入盐调味即可。

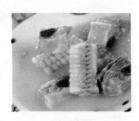

功效：补脑益智。

■抗氧化、防止早衰食疗方 >>>>>>>>>

新鲜玉米中含有大量的谷氨酸，能帮助和促进脑组织细胞呼吸，清除体内废物和氧自由基，排出脑组织里的氨，因此常食玉米，不但可健脑益智，还能抗氧化，防止早衰。

紫甘蓝鸡肉 ▼

配方：紫甘蓝 50 克，粳米 100 克，鸡肉 75 克，盐、鸡粉各 2 克，胡椒粉 1.5 克，香油 3 毫升，高汤 300 毫升。

制法：（1）粳米淘洗干净，用冷水浸泡好，放入锅中，加入高汤和适量冷水，先用旺火烧沸，再改用小火慢煮成粥。

（2）鸡肉切丁，紫甘蓝洗净切末。

（3）待粥煮至半熟时，倒入鸡肉丁、紫甘蓝同煮约 10 分钟，加盐、鸡粉调味，盛起食用时加胡椒粉、香油即可。

功效：延缓衰老、祛病延年。

紫菜玉米眉豆汤 ▼

配方: 紫菜 19 克,玉米棒 2 段,眉豆 75 克,莲子 75 克,猪瘦肉 200 克,姜 1 片,盐适量,冷水适量。

制法: (1) 紫菜用水浸片刻,洗干净后沥干水分;洗干净玉米棒、眉豆和莲子;洗净猪瘦肉,氽烫后再冲洗干净。

(2) 煲滚适量水,放入玉米段、眉豆、莲子、猪瘦肉和姜片,水滚后改文火煲约 90 分钟,放入紫菜再煲 30 分钟,下盐调味即成。

功效: 补脾养胃、补肾涩精、益气养血。治脾虚久泻,肾虚遗精,贫血,崩漏带下。

玉米火腿粥 ▼

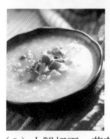

配方: 熟玉米粒 50 克,粳米 100 克,火腿 75 克,芹菜 1 根,香菜 5 克,盐、鸡粉各 2 克,胡椒粉 1.5 克,香油 3 毫升,高汤 300 毫升。

制法: (1) 粳米淘洗干净,用冷水浸泡好,放入锅中,加入高汤和适量冷水,先用旺火烧沸,再改用小火慢煮成粥。

(2) 火腿切丁,芹菜洗净切末。

(3) 待粥煮至半熟时,倒入火腿丁、熟玉米粒同煮约 10 分钟,加盐、鸡粉调味,盛起食用时加胡椒粉、香油、芹菜末、香菜即可。

功效: 延缓衰老,美容养颜。

糯米

糯米是禾本科植物糯稻的种仁，又称江米、元米，是人们经常食用的粮食之一。因其香糯黏滑，常被用来制成各种风味小吃，深受大家喜爱。逢年过节很多地方都有吃年糕的习俗。正月十五的元宵也是由糯米粉制成的。

药典选录 ▼

"主痔疾，以骆驼脂作煎饼服之，空腹与服。"

——《四声本草》

"暖脾胃，止虚寒泄痢，缩小便，收自汗，发痘疮。"

——《本草纲目》

🧑‍⚕️ **医生叮咛** ▶ 糯米性黏滞，难以消化，不宜一次食用过多，老人、小孩或病人更宜慎用。

糯米治病偏方

1.治疟疾偏方 >>>>>>>>>

糯米 50 克，常山（切碎）30 克，蒜 10 克，清酒 1000 毫升。前三味，病未发前 1 日，以酒浸药于碗中，以白纸覆之。欲发时饮三分之一，如未吐再饮三分之一。主治疟疾，症见汗出不畅、头痛、骨节酸痛、小便黄而灼热等。注：用本方时忌食生菜生葱。（《外台秘要》）

2. 治高血压偏方 >>>>>>>>>

　　糯米5克，胡椒粉1.5克，桃仁、杏仁、山栀各3克，鸡蛋清适量。前五味共研为细末，用鸡蛋清调成糊状，临睡前敷于两脚心涌泉穴，次日洗掉，晚上再敷。主治高血压轻症。（经验方）

3. 治淋巴结核偏方 >>>>>>>>>

　　糯米50克，槐花10克。分别炒至焦黄，共研成细末，每日早上空腹，用开水冲服10克，连服30日，可见效果。（经验方）

4 治肺结核偏方 >>>>>>>>>

　　糯米50克，百合粉30克，冰糖10克。上述三味入锅加水500毫升，文火煮粥。早晚各服一次。主治肺阴亏损型肺结核，症见干咳、痰中带有血丝、午后潮热、夜间盗汗1.治神经衰弱偏方糯米50克，百合、红糖适量。糯米、百合共煮粥，待要熟时加红糖调味服用。每日1～2次，可连服7～10日。本方具有益气、健脾、安神之功效，主治神经衰弱。（经验方）

5. 治骨折偏方 >>>>>>>>>

　　糯米1000克，牛膝500克，甜酒曲适量。牛膝煎汁去渣，取汁，部分药汁浸糯米、枸杞子，装碗屉蒸。待糯米蒸熟后，将另一部分药汁倒入甜酒曲后，于温暖处发酵

为醪糟。每日2次,每次取50克煮食,连服3～4周。本方化痰生新,补肝肾、壮筋骨,适用于骨折久不愈合者。(经验方)

6. 治感冒偏方 >>>>>>>>>

糯米100克,葱白、姜各15克,醋30克。糯米煮粥后加入葱白、姜煮5分钟。再加入醋,热服,盖被发汗。主治风寒感冒。(经验方)

7. 治支气管炎偏方 >>>>>>>>>

糯米60克,葱白5段,姜5片,米醋5克。前三味同煮粥,粥成加米醋,趁热服。主治急性支气管炎。(经验方)

8. 治咳嗽偏方 >>>>>>>>>

糯米50克,白及5克。糯米按常法熬粥,白及研成细末入粥,临睡前服食。适用于咳后咯血或有红痰者。(经验方)

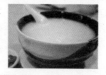

9. 治痔疮偏方 >>>>>>>>>

糯米、牡丹皮各500克。二味共研细末,混匀。每日100克,以清水调和,捏成拇指大小饼,用菜油炸成微黄色,早晚2次分食,连用10日为1疗程。(经验方)

10. 治痛产生血晕偏方 >>>>>>>>>

糯米50克,香葱数根。糯米煮粥,临熟时加入香葱,煮两三后食用。(经验方)

11. 治痈疮偏方 >>>>>>>>>

糯米饭、连须葱白各适量。二味共捣如膏状，敷于患处，盖以纱布，用胶布固定，每日换药一次。主治牛头痈（指生于膝上的痈疮）。（经验方）

12. 治荨麻疹偏方 >>>>>>>>>

（1）糯稻谷60克。将其放铁锅中，文火烤至糯稻谷开花，然后加清水适量，放砂锅内隔水炖服（加盐少许）。每日1次，连服3～5日。补脾暖胃，适用于慢性荨麻疹。（经验方）

（2）糯米汤（新熟）1500克，蜂蜜500毫升，曲粉适量。取糯米汤加蜂蜜、开水5000毫升同入瓶中，酌加曲粉，搅匀封酿7日成酒，寻常以蜜入酒代之亦可，随意饮之。（经验方）

13. 治小儿肺炎偏方 >>>>>>>>>

糯米50克，姜5克，连须葱白2根，米醋适量。将姜捣烂，连须葱白切碎，与糯米一起煮粥，熟时加入米醋，趁热服之。主治风寒闭肺型肺炎喘嗽，症见发热无汗、呛咳气急、不渴、痰白而稀等。（经验方）

14. 治遗精偏方 >>>>>>>>>

金樱子15克，糯米50克。先煮金樱子，取浓汁，去渣，入米煮粥。每日空腹食2～3次。主治遗精，症见滑精不禁、腰酸冷痛、囊缩湿冷等。（《饮食辨录》）

糯米食疗方

■月经不调食疗方 >>>>>>>>>

　　月经不调是泛指各种原因引起的月经改变，包括初潮年龄的提前、延后，周期、经期与经量的变化，是妇科中最常见的症状。中医认为，可通过食疗调节脏腑气血功能，使月经恢复正常。糯米是一种温和的滋补品，有补虚养肾、补血益气等功效，可与中药相配，治疗月经不调。

红豆糯米粥 ▼

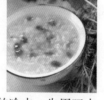

配方：糯米 150 克，红豆 50 克，白糖 10 克，糖桂花 8 克。

制法：（1）将糯米淘洗干净，用冷水浸泡过夜。

（2）红豆拣去杂质，洗净泡好，放入锅中加冷水，用小火煮至豆粒开花。

（3）糯米放入另一锅中，加入适量的冷水，先用旺火煮沸，然后改小火煮至米熟透，加入煮好的红豆继续煮至米粒开花，加白糖与糖桂花调匀即可。

功效：利湿活血、调经止痛，适用于月经不调。

■肾炎、缓解夜尿频数症状食疗方 >>>>>>>>>

　　一个肾脏健全的人，在夜间入睡后，是很少需要起床小解的。因为肾脏有良好浓缩功能,将水分重吸收回体内,而且一夜之内(以8小时计)肾脏一般排泄尿量300～500毫升,如果需经常半夜起床小解,则可能隐藏了病变,如慢性肾炎造成的肾浓缩功能不全及水肿的病人夜间平卧时,因液体回流量增加,可形成夜尿多等症状。中医认为,糯米有收涩作用,经常食用对慢性肾炎及尿频、自汗有较好的食疗效果。

糯米花生麦粥 ▼

配方:糯米 100 克,花生仁、小麦各 50 克,冰糖 75 克。

制法:(1)糯米、小麦洗净,用冷水浸泡 2～3 小时。

(2)花生仁洗净,用冷水浸泡回软。

(3)锅中加入适量冷水,将小麦米、花生仁放入,用旺火烧沸,然后加入糯米,改用小火熬煮至熟。

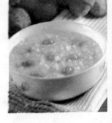

(4)冰糖下入粥中,搅拌均匀,稍焖片刻,即可盛起食用。

功效:对夜尿多、自汗有较好治疗效果。

■祛寒止痛、缓解胃痛食疗方 >>>>>>>>>>

　　胃寒痛是吃了寒凉的饮食,或者腹部遇到冷气所感到的疼痛,起因于胃纳不强、身体虚弱,或平日吃冷饮过多,胃功能减弱,胸头有重压,并有酸水上逆。糯米富含B族维生素，对脾胃虚寒、食欲不佳、腹胀腹泻有一定缓解作用。中医也认为，糯米味甘，性温，有暖脾胃、补中益气之功，可用于治疗胃寒痛。

米糕甜粥 ▼

配方：糯米 100 克，葡萄干 50 克，红糖 50 克，肉桂粉 10 克。

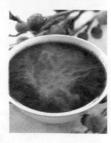

制法：（1）糯米淘洗干净，用冷水浸泡 3 小时；葡萄干洗净。
（2）锅中加入约 1000 毫升冷水，将糯米放入，先用旺火烧沸，然后转小火熬煮约 45 分钟；待糯米烂熟时，加入葡萄干、红糖及肉桂粉搅拌均匀，稍焖片刻，即可盛起食用。

功效：温暖脾胃、补益中气、润肺止咳，可缓解胃痛。

■安胎、缓解妊娠小腹坠胀食疗方 >>>>>>>>>

　　胎动不安是指妊娠期有腰酸腹痛或感觉小腹坠胀或伴有少量阴道出血者，是将要流产的先兆，中医称为胎动不安，西医称为先兆流产。

　　中医认为，糯米有利于养血止血、滋阴补虚，是女性安胎、益肺的调养佳品。经常食用，对脾胃气虚、神经衰弱、便溏泄泻、体质虚弱、妊娠小腹坠胀者最为适宜。

糯米藕片 ▼

配方：糯米 200 克，莲藕 100 克，白糖、饴糖各适量。

制法：（1）将藕去皮，在藕的顶端切开两段，以便灌入糯米。

（2）把糯米用水洗净，浸涨，然后将糯米灌入藕的大段中，盖上小段，用牙签刺牢，放入锅中，加 500 毫升清水，放入白糖、饴糖，用旺火烧开，然后用文火慢煮，煮至藕熟起糖皮，然后切片装盘淋上糖浆即可。

功效：补心益肾、滋阴养血，可补五脏之虚、强壮筋骨、对于孕妇小腹坠胀有治疗效果。

红枣糯米粥 ▼

配方：糯米 100 克，紫米 50 克，红枣 6 颗，当归 6 克，元胡 3 克，冰糖 15 克。

制法：（1）糯米、紫米分别淘洗干净，用冷水浸泡 3 小时；元胡以小布袋包好；当归、红枣用冷水洗净。

（2）锅中加入约 1500 毫升冷水，将紫米、糯米、当归放入，并放上元胡小布袋，先用旺火烧沸，然后改用小火煮约半小时，加入红枣，继续熬煮 15 分钟，冰糖入锅调味，再稍焖片刻，即可盛起食用。

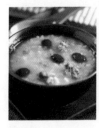

功效：温胃暖五脏、养血益气，可用于缓解孕妇小腹坠胀、隐痛。

■缓解疲劳、改善气短无力症状食疗方 >>>>>>>>>>

　　20世纪80年代中期，医学界提出了"慢性疲劳综合征"这一概念，指出疲劳也是一种病，主要临床表现有：以躯体性疲劳为主，常伴有头疼、咽喉痛、肌肉及关节疼痛，记忆力下降，低热，情绪低落等，易发于30～50岁的人群，病程持续数月至数年不等，许多人虽能继续工作，但工作能力和效率明显下降，疲劳症状并不因休息而缓解。医学专家建议容易处于疲劳状态的人们要养成良好的生活习惯，学会饮食调节，加强体育锻炼并持之以恒，培养健康的业余爱好，增强家庭观念等。现代科学研究表明，糯米含有蛋白质、脂肪、糖类、钙、磷、铁、B族维生素等，为温补强壮之佳品，经常食用能有效改善慢性疲劳状况。

金樱子粥 ▼

配方：糯米100克，金樱子30克，蜂蜜10克，冷水适量。

制法：（1）糯米淘洗干净，用冷水浸泡2～3小时，捞出，沥干水分。

（2）将金樱子剖开取仁，洗净捣碎。

（3）取锅放入冷水、金樱子，煮沸约20分钟，过滤去渣，加入糯米，先用旺火煮沸，再改用小火熬煮至粥成，以蜂蜜调好味，即可盛起食用。

功效：补肝肾、益筋髓、壮筋骨。可治阳痿、遗精、滑精以及肝肾两虚引起的腰膝冷痛、软弱无力等症。

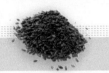

zimi

紫米

紫米又称紫红米、香红莲、血糯。紫米是稻米中的珍贵品种，属于糯米类，主要分布在我国西南高原地区，以云南、贵州、广东、广西较为集中，垂直分布在海拔 200 ～ 1000 米地带。用紫米熬制的粥清香油亮、软糯适口，因其含有丰富的营养，具有很好的滋补作用，能较好地改善缺铁性贫血、抗衰老和抗动脉粥样硬化等疾病，因此被人们称为"补血米""长寿米"。

药典选录 ▼

"滋阴补肾，健脾暖肝，明目活血。"

——《本草纲目》

"治诸虚百损，强阴壮骨，生津，明目，长智。"

——《滇南本草》

🛡 **医生叮咛** ▶ 紫米不易消化，一次不要食用过多。

紫米治病偏方

1. 治头晕偏方 >>>>>>>>>

紫米 30 克，枸杞子 15 克。上述二味多加水，煎汤服食，每日食两次。本方有滋补肝、肾、肺及明目的作用，主治头晕、目眩、腰膝酸软等症。（经验方）

2. 治失眠偏方 >>>>>>>>>>

紫米粉50克、茯苓30克。将紫米粉炒黄与茯苓共研细末。每日3次饭前服，每次服2～3克。本方具有养胃、健脾、利湿、宁心、安神作用，主治失眠、健忘等，适用于食欲缺乏、痞腹胀满等症。（经验方）

3. 治冠心病偏方 >>>>>>>>>>

紫米50克，蒲黄30克。将紫米炒黄研末与蒲黄混合均匀。每日3次，每次服1.5克。本方具有益气活血、凉血、消瘀止痛之功。主治冠心病。（经验方）

4. 治中风偏方 >>>>>>>>>>

紫米50克，黑芝麻30克，大米50克。上述三味共煮粥，鼻饲病人可用其汁200毫升。秋季食用，辅助治疗中风。（经验方）

5. 治食欲缺乏偏方 >>>>>>>>>>

紫米500克，山药30克。上述二味炒熟研末，每日早上空腹冲服半碗，加砂糖30克，胡椒粉少许，开水送服。主治食欲缺乏，适用于脾胃虚寒、久泻少食等症。（经验方）

6. 治夜尿频数偏方 >>>>>>>>>>

紫米糍粑50克，猪油50克。用猪油将糍粑煎至软熟，温黄酒或温米汤送服，待肚中无饱感时入睡，当夜即止。（经验方）

7. 治痛风偏方 >>>>>>>>>

紫米150克，南瓜100克，红枣10颗。南瓜洗净切片，紫米、红枣洗净，三味同放入锅内，煮至粥成，分次服用。可防治痛风。（经验方）

8. 治脱发偏方 >>>>>>>>>

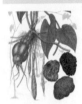

紫米60克，何首乌10克，黑豆50克，红枣5颗。先把何首乌在砂锅里用凉水煮开，改用小火煮半小时，捞出药材，放入紫米、黑豆，煮开后改小火，快熟时放入红枣再煮至熟即可。可治脱发。（经验方）

9. 治胃寒痛偏方 >>>>>>>>>

紫米50克，红枣10颗。上述二味共煮粥。可治胃寒痛和胃及十二指肠溃疡。（经验方）

10. 治中风偏方 >>>>>>>>>

（1）紫米50克，黑芝麻30克，大米50克。上述三味共煮粥，鼻饲病人可用其汁200毫升。秋季食用，辅助治疗中风。（经验方）

（2）紫米50克，核桃仁1个，莲子5粒，红豆30克，大米50克。上述五味共煮粥，鼻饲病人用其汁200毫升。冬季食用，辅助治疗中风。（经验方）

11. 治便溏偏方 >>>>>>>>>

紫米100克，党参15克，白茯苓15克，姜5克，冰糖适量。上述五味加水置武火上烧开，再改用文火熬 2 小时即成。每日早晚餐食用。本方具有补中益气、健脾养胃等功效，主治便溏，适用于气虚体弱、脾胃虚弱、全身倦怠无力、食欲缺乏等症。注：湿热、胃热者忌用。（《四季养生药膳》）

12. 治妊娠呕吐偏方 >>>>>>>>>>

紫米 50 克，红糖 30 克。将紫米煮成粥，加入红糖化开食用，每日 3 次。本方具有和中散寒、活血祛瘀、止吐的功用，主治妊娠呕吐。（经验方）

13. 治贫血偏方 >>>>>>>>>>

（1）紫米 100 克，乌鸡腿肉 100 克，红枣 5 颗，盐少许。将上述四味煮粥食。可防治贫血。（经验方）

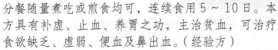

（2）紫米 250 克，藕粉、白糖各 100 克。上述三味加水适量，揉成面团，放于蒸锅笼屉上蒸熟，备用。分餐随量煮吃或煎食均可，连续食用 5 ~ 10 日。本方具有补虚、止血、养胃之功，主治贫血，可治疗食欲缺乏、虚弱、便血及鼻出血。（经验方）

14. 治自汗偏方 >>>>>>>>>>

紫米 10 克，小麦麸皮 10 克。上述二味共炒后研成细末，用米汤冲服。或用熟猪肉蘸食，每日一次，连服 3 次。可治自汗、虚汗不止。（经验方）

紫米食疗方

■动脉硬化食疗方 >>>>>>>>>

　　已有研究证实，紫米中的色素属于黄酮类化合物，它可以阻断自由基在人体内的连锁反应。适当食用紫米可以减缓或改善自由基引起的辐射损伤、关节炎等疾病，尤其对防治动脉粥样硬化的效果比较明显。

红枣紫米粥 ▼

配方：紫米 100 克，红枣 10 颗，红糖少许。

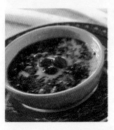

制法：（1）将红枣洗净，剔去枣核；紫米淘洗干净，用清水浸泡 3 小时。

（2）锅内放入清水、红枣、紫米，先用旺火煮沸，再改用文火煮至粥成，以红糖调味即可。

功效：防治动脉粥样硬化。

椰汁紫米粥 ▼

配方：紫米 200 克，椰汁 120 克，冰糖 10 克。

制法：（1）紫米、粳米分别洗净，用冷水浸泡 2 ~ 3 小时。

（2）锅中加水，将粳米、紫米全部放入，先用旺火烧沸，下入冰糖，然后转小火熬煮 45 分钟即可。

功效：补血益气，防癌抗癌。

■癌症食疗方 >>>>>>>>>

紫米中含有黄酮、花青素、生物碱、甾醇、强心苷、皂角甙等生物活性物质，它们具有提高机体非特异性免疫功能，能够增强人体的抗病及抗过敏能力。黄酮类化合物的主要生理功能同烟酸作用，能维持血管的正常渗透压，减低血管的脆性，防止血管破裂并止血，同时还有抗菌、抑制肿瘤细胞生长和抗癌的作用。

紫米薏米粥 ▼

配方：紫米、薏米各 100 克，糙米 50 克，白糖 20 克。

制法：（1）紫米、薏米、糙米分别洗净，用冷水浸泡 2～3 小时。

（2）锅中加入约 2000 毫升冷水，将薏米、紫米、糙米全部放入，先用旺火烧沸，然后转小火熬煮 45 分钟，待米粒烂熟时加入白糖调味，即可盛起食用。

功效：补血益气，防癌抗癌。

■调治病后体弱食疗方 >>>>>>>>>

紫米富含多种氨基酸，如天冬氨酸、精氨酸、亮氨酸、芳香族氨基酸等，常食用紫米对慢性病患者、恢复期病人、产妇、幼儿、身体虚弱者，都有显著的滋补作用。

紫米党参山楂粥 ▼

配方：紫米 100 克，党参 15 克，山楂 10 克，冰糖 10 克。

制法：（1）紫米淘洗干净，用冷水浸泡 3 小时。

（2）党参洗净、切片；山楂洗净，去核切片。

（3）锅内加入约 1200 毫升冷水，将紫米、山楂片、党参片放入，先用旺火烧沸，然后转小火煮 45 分钟，待米粥烂熟，调入冰糖，即可盛起食用。

功效：滋补强身，调治病后体弱，还可辅助治疗高血压。

■ **贫血食疗方** >>>>>>>>>

　　紫米中含有一种叫紫黑糯米醇的物质，它对人体骨髓造血细胞有促进和增殖作用，从而加快造血功能的恢复，对贫血也有预防和治疗作用。紫米还含有丰富的维生素 E、蛋白质和铁，有补血益气之功效。

奶油紫米粥 ▼

配方：紫米 50 克，粳米 30 克，红枣 8 颗，冰糖 10 克，淡奶油 40 克。

制法：（1）紫米、粳米淘洗干净，紫米用冷水浸泡 2 小时，粳米浸泡半小时。

（2）红枣洗净去核，浸泡 20 分钟。

（3）将紫米、粳米、红枣放入锅中，加适量冷水，以

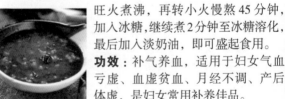

旺火煮沸，再转小火慢熬 45 分钟，加入冰糖，继续煮 2 分钟至冰糖溶化，最后加入淡奶油，即可盛起食用。

功效：补气养血，适用于妇女气血亏虚、血虚贫血、月经不调、产后体虚，是妇女常用补养佳品。

qiaomai

荞麦

　　荞麦为蓼科植物荞麦的种子，又称三角麦、乌麦、花荞。荞麦在我国种植的历史十分悠久，公元前 5 世纪的《神农书》中就有关于荞麦是当时栽培的八谷之一的记载。

　　由于荞麦营养全面、独特，长期食用对于老年人延年益寿，促进儿童生长发育及年轻人的健美和减肥都有一定的作用，被公认为纯天然绿色保健药疗食品。

药典选录 ▼

"实肠胃，益气力，续精神。"

——《食疗本草》

"开胃宽肠，益气力，御寒风。"

——《随息居饮食谱》

 医生叮咛 ▶ 脾胃虚寒、消化功能不佳及经常腹泻的人不宜食用荞麦。

荞麦治病偏方

1. 治高血压偏方 >>>>>>>>

　　鲜荞麦叶 60 克，藕节 4 个。上二味用水煎服。治高血压，眼底出血。

2. 治腹泻偏方 >>>>>>>>>

荞麦适量。将其炒后研成末，用温水冲服。每日2次，每次6克。主治久泻不愈。（经验方）

3. 治哮喘偏方 >>>>>>>>>

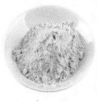

荞麦面粉120克，茶叶6克，蜂蜜60毫升。茶叶研细末，和入荞麦面粉，用蜂蜜拌匀。每次取20克，沸水冲泡，代茶饮之。本方补肾敛肺定喘，主治肾虚引起的哮喘。（经验方）

4. 治痔疮偏方 >>>>>>>>>

取三个公鸡胆汁和荞麦面粉适量，做成绿豆大的丸药，每日两次，每次6丸。（经验方）

5. 治小儿麻疹偏方 >>>>>>>>>

荞麦面粉、鸡蛋清各适量，香油数滴。上述三味调匀如面团之状，搓搓患儿胸、背、四肢等处。适用于小儿麻疹出疹期。（《中医杂志》1956年第1期）

6. 治产后缺乳偏方 >>>>>>>>>

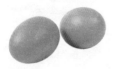

荞麦花50克，鸡蛋1个。荞麦花煎煮成浓汁，打入鸡蛋再煮。吃蛋饮汤，每日一次。（《偏方大全》）

7. 治肾虚引起的哮喘偏方 >>>>>>>>>

茶叶 6 克, 荞麦面 120 克, 蜂蜜 60 克。茶叶研细末, 和入荞麦面、蜂蜜拌匀。每次取 20 克, 沸水冲泡, 代茶饮之。(经验方)

8. 治疔疮偏方 >>>>>>>>>

荞麦面粉 500 克。将面揉好, 患者脱掉上衣坐好, 以揉好的面在其前胸后背用力揉搓, 面上掺有丝状的细线毛, 细长如羊毛, 这便是羊毛疔。此时再换一块荞麦面继续揉搓, 约揉过 10 块后, 让患者安睡, 一觉而愈。主治羊毛疔。(经验方)

9. 治羊毛疔偏方 >>>>>>>>>

荞麦面 500 克。将面揉好, 患者脱掉上衣坐好, 以揉好的面在其前胸后背用力揉搓, 面上掺有丝状的细线毛, 细长如羊毛, 这便是羊毛疔。此时再换 1 块荞麦面继续揉搓, 约揉过 10 块后, 让患者安睡, 一觉而愈。(经验方)

10. 治丹毒偏方 >>>>>>>>>

荞麦面粉适量。将其炒黄, 用米醋调如糊状, 涂于患部, 早晚更换, 有很好的消炎、消肿作用, 主治丹毒。(经验方)。

11. 治久泻不愈偏方 >>>>>>>>>

荞麦适量。将荞麦炒后研成末, 用温水冲服, 每次 6 克, 每日 2 次。(经验方)

荞麦食疗方

■ 高脂血症食疗方 >>>>>>>>>

　　荞麦含有丰富的维生素E、可溶性膳食纤维、烟酸和维生素P，有降低人体血脂和胆固醇、软化血管、保护视力和预防脑血管出血的作用，能促进机体的新陈代谢，增强解毒能力，还具有扩张小血管的作用。

　　荞麦面粉对高脂血症有较好的降低血胆固醇的疗效，并对脂肪肝有明显促进恢复的作用。

荞麦粥 ▼

配方：荞麦面粉150克，盐2克。
制法：（1）荞麦面粉放入碗内，用温水调成稀糊。

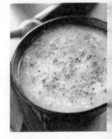

（2）锅中加入适量的冷水，烧沸，缓缓倒入荞麦面糊，搅匀，用旺火再次烧沸，然后转小火熬煮。
（3）见粥将成时，下入盐调好味，再稍焖片刻，即可盛起食用。

■ 糖尿病食疗方 >>>>>>>>>

　　加拿大科学家的一项研究表明，荞麦可以使患糖尿病的老鼠的血糖明显降低。研究人员认为，荞麦之所以有明显的降血糖作用，可能是因为其中含有一种名为 Chiro-inositol 的化合物。此前的研究表明，这种化合物在动物和人体的葡萄糖代谢和细胞信号传输中担当着重要作用。荞麦中富含 Chiro-inositol，而这种化合物在其他食物中则罕见。

荞麦片羊肉汤 ▼

配方：荞麦面粉 150 克，苹果半个，羊肉 50 克，姜片 5 克，葱段 10 克，淀粉 15 克，胡椒粉 3 克，盐 2 克，鸡精 2 克。

制法：（1）将苹果、羊肉、姜片、葱段洗净，放入锅内，用武火烧沸，再用文火煨炖。

（2）荞麦面粉、淀粉加水，如常规制作成面片大小。

（3）待羊肉煮熟后，加入荞麦片，熟透，加入胡椒粉、盐、鸡精即成。

食法：每日 1 次，佐餐食用。

功效：温中散寒、调节血糖，适用于脾胃虚寒、脘腹冷痛之三消型糖尿病患者。

■ 慢性肾炎食疗方 >>>>>>>>>

荞麦中的某些黄酮成分具有抗菌消炎、止咳平喘、祛痰的作用。因此，荞麦还有"消炎粮食"的美称。另外这些成分还具有降低血糖的功效。

荞麦黑鱼饺 ▼

配方：荞麦面粉 250 克，小麦面粉 200 克，活黑鱼 1 条，鸡蛋 1 个，白糖、葱姜汁、盐、淀粉、味精、葱花、姜末、黄酒、熟猪油各适量。

制法：（1）把鸡蛋打入碗中，放盐和淀粉调成蛋糊。把活黑鱼宰杀、去杂，洗净后刮下鱼肉、剁成鱼肉末，放在蛋糊中拌匀。

（2）炒锅上中火，放油烧至五成热，加入鱼肉末，待鱼肉末变色，捞出控油。炒锅上火，放葱花、白糖、清水、味精、姜末、盐、黄酒，烧沸后用淀粉勾芡，倒入鱼肉末翻炒，起锅装盘，即成馅料。

（3）把黑鱼刮肉后所剩的骨架和皮洗净。炒锅上火，加水、葱姜汁、热猪油，加黑鱼骨架和皮，旺火烧到汤色乳白时，放盐调味，取鱼汤。把荞麦面粉和小麦面粉和匀，加沸水烫成雪花面，洒上少量清水，揉透揉光，制成 60 个面剂，擀成圆皮，包入馅料，捏成月牙形饺子。汤锅上火，煮饺子。把黑鱼汤放入大汤碗中，加入熟饺子。

功效： 健脾利水、养血补虚、清热祛风，对慢性肾炎、慢性前列腺炎、偏头痛、眩晕症、贫血、神经衰弱、营养不良性水肿、尿路感染均有一定疗效。

■ **高血压食疗方 >>>>>>>>>>**

　　现代医学研究证明：荞麦含有维生素 P，能够降低体内的胆固醇，对防治高血压、肺结核、消化道感染、糖尿病、脱发等疾病有效。另外，荞麦含有多种人体必需的微量元素，含镁、锌、铬、硒等元素尤为丰富，而这些元素又与人体心脑血管功能关系密切，因此，常吃荞麦者的血液中的脂质、胆固醇等均较正常。

荞麦面疙瘩汤 ▼

配方：荞麦面粉 150 克，黄瓜丁 100 克，黑木耳 50 克，虾仁 100 克，高汤、葱花、料酒、酱油、盐各适量。

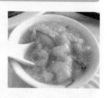

制法：（1）先在高汤里加入黄瓜丁、黑木耳、葱花和虾仁一起煮，煮开后，加入料酒和酱油调味。

（2）然后把荞麦面粉加水调成如蛋糕一样的软硬度后，用匙拨入汤中，待煮开之后加盐即做好。

功效：降低血压。

荞麦茶猕猴桃汁 ▼

配方：猕猴桃 1 个，荞麦茶 200 毫升。

制法：（1）剥掉猕猴桃的皮，切成块状。

（2）将猕猴桃和荞麦茶放入榨汁机榨汁。

功效：防止毛细血管破裂，预防高血压。

■ 癌症食疗方 >>>>>>>>>

荞麦蛋白质中含有丰富的赖氨酸成分，铁、锰、锌等微量元素也比一般谷物丰富，而且含有丰富的膳食纤维，是一般精制大米的 10 倍以上。

荞麦的这些营养物质有清除肠道细菌、消积化滞、降血、消湿解毒、治疗肾虚、缓解偏头痛的作用，更重要的是能够活化免疫细胞、预防癌症。

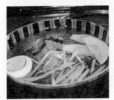

配方：荞麦面 300 克，熟牛肉 100 克，黄瓜 100 克，韩国辣白菜 100 克，鸡蛋 1 个，苹果适量，葱 10 克，姜 10 克，桂皮 5 克，大料 5 克，萝卜 100 克，牛肉 200 克，胡椒粉 1 克，冰糖 10 克，柠檬汁、韩国辣椒油、韩国生抽、芝麻少许。

制法：（1）将葱、姜、桂皮、大料、萝卜、牛肉切成半个手指大小，慢火煮 1 个小时。

（2）加入胡椒粉，然后将汤过滤至没有杂质的清汤。

（3）往汤中加入冰糖，加热至冰糖溶 化后再加入韩国生抽和韩国辣椒油。

（4）加入切好的黄瓜片、少量的苹果和柠檬汁，浸泡两天后再用，这样味道更清香。

（5）将荞麦面煮熟后用凉水浸泡，直到凉了为止。

（6）准备好配菜熟鸡蛋、苹果片、韩国辣白菜、熟牛肉片、鲜黄瓜丝。

（7）将事先冰好的汤和配菜一起装盘，撒入芝麻即成。

功效：补肾填髓、健脾利湿、活血健脑，对神经衰弱、更年期综合征、各种癌症均有疗效。

薏米

薏米是禾本科植物薏苡去壳后的子仁，又称薏米仁、苡仁、苡米、药玉米、水玉米、胶念珠、六谷米、珠珠米等。薏米因为营养价值很高，才被誉为"世界禾本科之王"。

药典选录 ▼

"味苦，微寒。主治筋急拘挛，不可屈伸，风湿痹，下气。"
——《神农本草经》

"无毒。主除筋骨邪气不仁，利肠胃，消水肿，令人能食。"
——《名医别录》

🗨 **医生叮咛** ▶ 不宜与杏仁、红豆同食。

薏米治病偏方

1.治肺结核偏方 >>>>>>>>

薏米60克，生山药40克，柿霜饼25克。先将薏米、山药共捣烂，加适量水煮至烂熟，调入柿霜饼，温热服用。每日1次，30日为1疗程。本方具有益气养阴、退虚热、止痨嗽之功效，主治肺结核。（经验方）

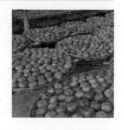

2. 治黄疸偏方 >>>>>>>>>

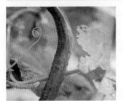

薏米 80 克，黄瓜 50 克，大米 100 克。先将薏米、大米煮熟，再将黄瓜洗净切片，加入锅内煮 2～3 分钟。分次食用。本方健脾清热利湿，适用于黄疸属湿热者。（经验方）

3. 治肺脓疡偏方 >>>>>>>>>

薏米 150 克。将其洗净，晒干，捣烂，入砂锅，加适量水，文火煎煮 30 分钟，至成汤。饮用时，加少许黄油，分两次服用，连服 15 日。主治肺脓疡咯血。（经验方）

4. 治感冒偏方 >>>>>>>>>

薏米 50 克，赤豆 30 克，粳米 50 克。将薏米洗净晒干，碾成细粉；赤豆先煮熟，然后加粳米，加水 500 毫升左右煮粥，将熟时和入薏米粉。每日早晚餐顿服，10 日为 1 疗程。本方可清热利湿，主治暑湿型感冒。（经验方）

5. 治湿疹偏方 >>>>>>>>>

薏米 300 克，鲜白茅根 30 克。先用水煮白茅根，20 分钟后，去渣留汁，放入薏米煮成粥。本方清热凉血、除湿利尿，适用于血热型湿疹。（经验方）

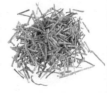

6. 治肾结石偏方 >>>>>>>>>

薏米 60 克，白酒 500 毫升。薏米洗净，装入纱布袋内，扎紧口，放入酒罐中。盖好盖，浸泡 7 天即成，酌量饮用。主治下焦湿热型肾结石，症见腰腹绞痛、尿频、尿痛、尿中带血等。(《茶酒治百病》)

7. 治肾炎偏方 >>>>>>>>>

薏米 60 克，小白菜 500 克。薏米煮成粥。加入切好的小白菜，待菜熟即成，不可久煮。每日 2 次，早晚餐服用，可做成无盐或低盐粥。本方清热利咽、利尿消肿，主治肾炎。(经验方)

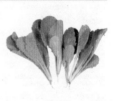

8. 治关节炎偏方 >>>>>>>>>

（1）薏米 30 克，桑根、决明子各 20 克。三味放入锅中，加入 700 毫升水，煎至 500 毫升即可。每日 1 剂，分 3 次喝完，10 日为 1 疗程。(经验方)

（2）薏米 60 克，黄酒 200 毫升。将薏米用布包扎，与黄酒同入砂锅，文火煎煮 10 ~ 15 分钟，弃去米包，饮酒，每日服用 2 次。治风湿性关节炎、肌肉疼痛。(经验方)

9. 治盆腔炎偏方 >>>>>>>>>

薏米 30 克，冬瓜仁 15 克，粳米 50 克，槐花 5克。先把槐花、冬瓜仁加水煎汤，去渣后再放入薏米、粳米同煮成粥。每日 1 剂，共服 7 ~ 8 剂。(经验方)

薏米食疗方

■ 眼部位炎症食疗方 >>>>>>>>>>

维生素 B_2 为人体内黄酶类辅基的组成部分，若缺乏就会影响机体的生物氧化过程，使代谢发生障碍。其病变多表现为口、眼和外生殖器部位的炎症。薏米含有较多的维生素 B_2，可用于治疗口角溃疡、唇炎、舌炎、眼结膜炎、舌炎和阴囊炎等。

薏米粥 ▼

配方：薏米、白糖各适量。
制法：（1）将薏米洗净，置于锅内，加水适量。
（2）将锅置武火上烧沸，再用文火煨熬，待薏米烂熟后，加入白糖即成。

功效：健脾除湿，适用于脾胃虚弱、风湿性关节炎、口角溃疡、唇炎等症。

■ 贫血食疗方 >>>>>>>>>>

人体缺乏维生素 B_{12} 时，血液红细胞数量变少、体积变大、寿命短于正常，易于溶解，因而会患上或加重贫血。

维生素 B_{12} 又称为红色维生素，属于水溶性维生素。在人类的饮食中，维生素B_{12}的主要来源是动物性食物，而植物性食物一般不含维生素B_{12}。薏米不但含有维生素B_{12}，而且含量相当可观。因此经常食用，可防治贫血。

柠檬薏米汤 ▼

配方：薏米 225 克，柠檬 1 个，白糖少许。

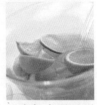

制法：（1）柠檬洗净，剖开，切成小块。（2）薏米淘洗干净，放入锅中加入 1200 毫升清水，煮到薏米绽开，加入柠檬块，再加白糖调味即可。

功效：补气血、除风湿，适用于高血压病气虚湿阻型患者。

■防癌抗癌食疗方 >>>>>>>>>

薏米中含有薏米酯，有加强免疫力，使巨噬细胞产生并分泌白细胞介素 −1 的作用，也能显著加强健康人体的抗癌能力。因此，常食薏米能有效抑制癌细胞的增殖，可用于胃癌、子宫颈癌的辅助治疗。健康人常吃薏米，能使身体轻捷，增强抵抗力，减少肿瘤发病机会。

海带薏米蛋汤 ▼

配方：薏米 30 克，鸡蛋 3 个，海带 30 克，盐、味精、胡椒粉、熟大油各适量。

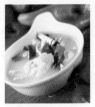

制法：（1）将海带洗净，切成条状；薏米淘洗干净；高压锅内加水，放入海带、薏米炖至极烂，连汤备用。（2）炒锅置旺火上，放大油，将打匀的鸡蛋炒熟，随即将海带、薏米连汤倒入，加盐、胡椒粉、味精调味即成。

功效：补血润脾、除水消肿。

核桃薏米粥 ▼

配方：薏米 50 克，核桃仁 30 克，白糖 25 克。

制法：（1）将薏米、核桃仁洗净，置于锅内，加水适量。

（2）锅置武火上烧沸，再用文火熬煮，待薏米烂熟后，加入白糖搅匀即成。

功效：健脾除湿、健脑益智、润肠通便，适用于脾胃虚弱、风湿性关节炎、水肿、皮肤扁平疣、脑力衰退、便秘等症。

黄芪薏米粥 ▼

配方：大米 100 克，黄芪 30 克，薏米 30 克。

制法：（1）将黄芪洗净切片；大米、薏米淘洗干净。

（2）将大米、黄芪、薏米放入锅内，加水适量，置武火上烧沸，再用文火煮 40 分钟即成。

食法：每日 1 次，每次吃粥 100 克。正餐食用。

功效：补元气，止泄泻。脾虚慢性肠炎患者食用尤佳。

■除湿消肿、散瘀止痛食疗方 >>>>>>>>>

薏米中的重要成分为薏米素，在医学动物试验有镇痛作用。因虚致痛是癌痛的主要因素之一，而薏米素健脾益气、利湿消肿，可使气行而湿除、肿消而瘀散，从而减轻或消除肿瘤对周围组织的侵蚀或压迫，达到止痛的目的。另外，薏米素对其他疾病或外伤引起的疼痛也有一定的缓和效果。

荷叶薏米粥 ▼

配方：薏米 50 克，荷叶 30 克，山药 20 克，大米 100 克，白糖 20 克。

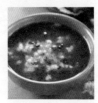

制法：（1）将荷叶洗净，用 200 毫升水煮 15 分钟，去渣，留荷叶汁液；薏米洗净；山药浸泡一夜，切成薄片；大米淘洗干净。

（2）将大米、薏米放入锅内，加入山药、荷叶汁液，加水 600 毫升，置武火上烧沸，再用文火炖煮 35 分钟，加入白糖搅匀即成。

功效：清热解毒、健脾和胃、消肿利湿、祛暑解表、减肥瘦身。

■降低血糖食疗方 >>>>>>>>>

多糖广泛存在于植物、微生物和海藻中，来源很广。人们发现这些多糖具有多种多样的生物学功能，如参与生物体的免疫调节功能，降血糖、抗炎、抗疲劳等。薏米中也分离出了多糖。薏米多糖A可降低人体血糖活性，糖尿病患者经常适量食用，能够安全平稳降血糖，改善糖尿病并发症。

人参薏米粥 ▼

配方：薏米 50 克，人参 10 克。

制法：（1）人参润透，切薄片；薏米洗净，与人参一起置炖锅内，加水 800 毫升。

（2）将炖锅置武火上烧沸，再用文火煮 35 分钟即成。

食法：每日 1 次，佐餐食用。

功效：补气血、健脾除湿、调节血糖，适用于三消型糖尿病患者食用。

冬瓜薏米鸭煲 ▼

配方：薏米 25 克，鸭 300 克，连皮冬瓜 500 克，姜末、米酒、盐、味精、陈皮、植物油各适量。

制法：（1）姜末浸泡入米酒中成姜汁酒。

（2）中火烧热炒锅，放入鸭略煎，烹姜汁酒后把鸭盛起。

（3）取瓦煲 1 个，放入冬瓜、薏米、陈皮，加清水先

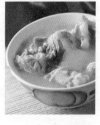

用旺火烧沸再放鸭，改用慢火煲至汤浓缩约 500 毫升便成。

（4）上菜时，把冬瓜盛在碟底，将鸭切件排在瓜面上，汤调入盐、味精上桌即可。

功效：降血糖、利水、消肿、祛疣、减肥。

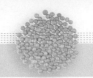

黄豆

黄豆为豆科植物大豆的表皮黄色的种子，又称大豆，是我国数千年来的传统食品。黄豆的营养价值很高，仅蛋白质一项就比猪肉多1倍，而且这些蛋白质与鸡蛋、鲜奶中的蛋白质十分相似，含有人体必需的多种氨基酸，其组成的比例也与人体需要接近。所以黄豆又有"植物肉"的美誉，是数百种天然食物中最受营养学家推崇的食品之一。

药典选录 ▼

"宽中下气，利大肠，消水胀。治肿毒。"

——《日用本草》

"煮汁饮，能润脾燥，故消积痢。"

——《本草汇言》

 医生叮咛 ▶ 痛风、消化功能不良、动脉硬化、低碘和严重肝病患者不宜食用黄豆。

黄豆治病偏方

1. 治肝炎偏方 >>>>>>>>>

黄豆1000克，土茵陈100克，丹参50克，冰糖200克。将土茵陈、丹参加水煎汁2次，去药渣，将 2 次药液合一。把洗净的黄豆放入药液中,煮豆至熟透,加入冰糖,与豆拌匀,焖干药汁,起锅。将煮熟的黄豆倒在消好毒的细筛内,盖上干净纱布,令其自然晾干,装瓶备用。每日 1 ~ 3 次,每次取20 ~ 50 克不拘,嚼食或开水泡后嚼食。适用于肝炎恢复期病人。(经验方)

2. 治水肿偏方 >>>>>>>>>

黄豆 250 克,甜酒适量。黄豆加水 1000 毫升,煮至 250 毫升,加入甜酒适量,每日分 3 次服。主治营养不良性水肿。(经验方)

3. 治中风偏方 >>>>>>>>>

黄豆 500 克,独活 40 克,黄酒 1500 毫升。独活以黄酒煎取 1000 毫升,黄豆另炒,趁热放入药酒中,浸 1 ~ 3 日,去渣温服。主治中风,舌强不语。(经验方)

4. 治肾炎偏方 >>>>>>>>>

黄豆(捡净)500 克,酒 1500 毫升。黄豆以水2500 毫升,煮取 1000 毫升,澄清去豆滓,加入酒1500 毫升,再煎取 1000 毫升。每日 3 次,每次饮10 毫升。本方宣肺利气、运脾消肿,主治慢性肾炎,症见恶寒发热、咳嗽喘促、咽痛口渴等。(《普济方》)

5. 治风湿病偏方 >>>>>>>>>

黄豆 100 克,与鸡爪或猪蹄筋熬汤食用。此方

祛风通络,适用于风湿发作而手脚不灵者。(经验方)

6. 治高血压偏方 >>>>>>>>>>

黄豆适量。将其浸在醋中,5日后食用,每晨空腹食10粒。(经验方)。

7. 治眼结膜炎偏方 >>>>>>>>>

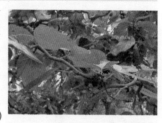

黄豆30克,夏枯草15克,白杭菊、桑叶各12克,白糖适量。前四味加水同煎至豆熟,服时加白糖调味,每日1剂。主治急性结膜炎、目赤肿痛。(《偏方大全》)

8. 治骨折偏方 >>>>>>>>>>

黄豆250克,丹参50克,猪长骨1000克。先将丹参洗净,加水煮汁,其汁与猪骨、黄豆同煮,黄豆烂熟后调味即成。每日1~2次,连服1~2周。适用于骨折肿痛明显、胃纳较差者。(经验方)

9. 治流行性腮腺炎偏方 >>>>>>>>>>

黄豆60克,绿豆120克,白糖30克。将绿豆、黄豆洗净加水,煎至豆烂熟时,加入白糖搅匀食用。可分2~3次食用,连服数剂。清热解毒、软坚消肿,主治流行性腮腺炎头痛、腮部慢肿、灼热疼痛、咽部红肿等。(经验方)

黄豆食疗方

■骨质疏松食疗方 >>>>>>>>>>

黄豆中丰富的钙，可以防止因为缺钙而引起的骨质疏松，能够促进骨骼发育，对儿童和老人非常有利。黄豆中的异黄酮是多酚类化合物的一种，具有和女性激素相似的功能和抗氧化作用，有助于预防更年期综合征、骨质疏松症、乳癌和子宫癌，并可美白肌肤。

黄豆排骨汤 ▼

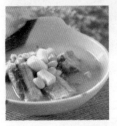

配方:黄豆 150 克，排骨 600 克，大头菜 500 克，姜 20 克，盐少许。

制法:（1）将黄豆放入炒锅中略炒，不必加油，再用清水洗干净，沥干水；大头菜切片，用清水浸透，减去咸味，洗干净；姜切片。

（2）将排骨用清水洗净，斩块，放入开水中煮约 5 分钟，捞起。

（3）瓦煲内加入适量清水，先用文火煲至水开，然后放入以上全部材料，待水再沸，改用中火继续煲至黄豆烂熟，以少许盐调味即可。

功效:本方有健脾开胃、祛湿消肿、滋养强壮的作用，可用于治疗骨质疏松。

■ 抑制肿瘤细胞、预防癌症食疗方 >>>>>>>>>

黄豆中富含皂角苷、蛋白酶抑制剂、异黄酮、钼、硒等抗癌成分，对前列腺癌、皮肤癌、肠癌、食管癌等几乎所有的癌症都有抑制作用。

椰子黄豆牛肉汤 ▼

配方：黄豆150克，椰子1个，牛腱肉225克，红枣4颗，姜2片，盐适量。

制法：(1)将椰子肉切块；黄豆洗净；红枣去核，洗净；牛腱肉洗净，汆烫后再冲洗干净。

(2)煲滚适量水，放入椰子肉、黄豆、牛腱肉、红枣和姜片，水滚后改文火煲约2小时，下盐调味即成。

功效：养颜润肤，预防癌症。

■ 高血压食疗方 >>>>>>>>>

黄豆所含的卵磷脂和可溶性纤维有助于减少体内胆固醇，还有保持血管弹性、促进脂肪燃烧和健脑的作用，是高血压、冠心病患者的理想食品。

黄豆鲫鱼汤 ▼

配方：黄豆80克，白果5克，鲫鱼1条，姜2片，盐适量。

制法：(1)黄豆洗干净；白果去壳、衣、心，清洗干净。

(2)鲫鱼去鳞、内脏，清洗干净，

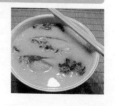

用油把鲫鱼略煎，盛起。

（3）烧滚适量水，下黄豆、白果、鲫鱼和姜片，水滚后改文火煲约100分钟，下盐调味即成。

功效：降低胆固醇。

黄豆牛肉汤 ▼

配方：黄豆150克，牛腱肉225克，红枣8颗，姜2片，盐适量。

制法：（1）黄豆洗净；红枣去核，洗净；牛腱肉洗净，余烫后再冲洗干净，切成片。

（2）煲沸适量水，放入黄豆、牛腱肉、红枣和姜片，水沸后改文火煲约2小时，下盐调味即成。

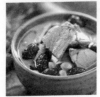

功效：本方具有增强体力、降低胆固醇、预防动脉硬化、避免高血压、防癌抗老、滋补内脏、促进血液循环顺畅、稳定情绪、提高睡眠质量、减低紧张焦虑等作用，可用于治疗更年期综合征。

■瘦身美容食疗方 >>>>>>>>>

　　黄豆中的皂角苷类物质能降低脂肪吸收功能、促进脂肪代谢；黄豆膳食纤维可加快食物通过肠道的时间，因而食用黄豆具有减脂瘦身的效果。此外，吃黄豆对皮肤干燥粗糙、头发干枯者大有好处，还可以提高肌肤的新陈代谢，促使机体排毒，令肌肤常葆青春等。

黄豆木瓜薏米汤 ▼

配方：黄豆 75 克，木瓜 900 克，薏米 38 克，猪瘦肉 150 克，姜 2 片，盐适量。

制法：（1）黄豆和薏米洗干净；木瓜去皮去核，切厚块；猪瘦肉洗干净，氽烫后再冲洗干净。

（2）煲沸适量水，下黄豆、薏米、木瓜、猪瘦肉、姜片，沸后以文火煲 2 小时，下盐调味即成。

功效：去脂瘦身。

■更年期综合征食疗方 >>>>>>>>>

　　黄豆中的植物雌激素与人体中产生的雌激素在结构上十分相似，可以成为辅助治疗更年期综合征的最佳食物，不但经济、有效，而且绝无副作用。

海带黄豆节瓜汤 ▼

配方：黄豆 150 克，海带 19 克，节瓜 450 克，猪瘦肉 150 克，陈皮 1 小块，盐适量。

制法：（1）海带以清水浸软，洗净；黄豆洗净；节瓜去皮，洗净切块；陈皮浸软，刮去瓤；猪瘦肉洗净、氽烫后再冲洗干净。

（2）煲沸适量水，下海带、黄豆、节瓜、猪瘦肉、陈皮，沸后以文火煲 2 小时，下盐调味即成。

功效：清热化痰、补虚益气，可用于治疗更年期综合征。

绿豆

绿豆为豆科植物绿豆的种子，又称植豆、文豆、青小豆、交豆等，是我国人民的传统豆类食物之一。绿豆的吃法多样，香甜可口，而且其营养价值和药用价值都很高。绿豆中的蛋白质含量几乎是粳米的3倍，而且是含有较多赖氨酸的完全蛋白，同时绿豆中也含有丰富的多种维生素和矿物质等，其中胡萝卜素和硫胺素的含量较多。现代医学研究证明，常食绿豆能起到养生保健、预防疾病的作用，是名副其实的"济世良谷"。

药典选录 ▼

"主丹毒烦热，风疹，热气奔豚，生研绞汁服；亦煮食，消肿下气，压热解毒。"

——《开宝本草》

"益气，除热毒风，厚肠胃；作枕明目，治头风头痛。"

——《日华子本草》

🧑‍⚕️ **医生叮咛** ▶ 脾胃虚寒泄泻者慎食。

绿豆治病偏方

1. 治高血压偏方 >>>>>>>

绿豆适量，猪胆一个。将绿豆粒装入猪胆内，装满为止，放置3个月后再食用。每日一次，顿服7粒。服绿豆粒后，血压很快下降，继续服用白糖加醋，至痊愈为止。主治高血压。（经验方）

2.治流行性乙型脑炎偏方 >>>>>>>>>>

绿豆250克，鲜百合150克，盐、味精适量。清水煮沸，放入洗净之百合、绿豆。待再煮沸后改用文火焖煮，直至绿豆、百合煮烂，放入适量的盐、味精即可。滋养阴液，主治乙脑属真阴亏损者。（经验方）

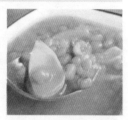

3.治腹痛偏方 >>>>>>>>>>

绿豆、白胡椒各等份，黄酒适量。白胡椒、绿豆共研为细末，用温黄酒送下，每日2次，每次3克。主治受寒腹痛。（经验方）

4.治丹毒偏方 >>>>>>>>>>

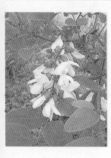

绿豆粉、槐花各等份，细茶30克。将绿豆粉与槐花同炒，如象牙色为度，研末备用；另将细茶加水适量，煎汤汁1碗，露一夜，备用。外敷。每日1次，每次用槐花与绿豆粉之研和末9克，用露夜茶汁调敷患处。主治小腿丹毒，症见头痛骨痛、小腿肿痛、皮肤发亮等。（《摄生众妙方》）

5. 治湿疹偏方 >>>>>>>>>

　　绿豆粉、香油各适量。将绿
豆粉炒呈黄色，凉凉，用香油调
匀涂患处，每日1次。本方健脾
除湿，主治脾虚湿盛引起的急性
湿疹，症见皮损暗红不痒，表面
水疱渗液，面足浮肿等。（经验方）

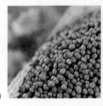

6. 治流行性腮腺炎偏方 >>>>>>>>>

　　（1）绿豆粉50克，甘草15克，绿茶2克。前
二味加水500毫升，煮沸4分钟，加入绿茶即可，
分3次温服。急需时用连皮生绿豆粉，开水泡服，
每日服1剂。主治流行性腮腺炎。（经验方）

　　（2）生绿豆60克，白菜心2～3个。将生绿豆
置小锅内煮至将熟时，入白菜心，再煮约20分钟，

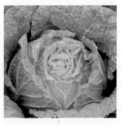

取汁顿服。每日1～2次。
清热解毒、散结消肿，主治流
行性腮腺炎。（经验方）

　　（3）绿豆、银花各100克。
二味加水煎服，4小时后服第
2次。本方清热解毒，主治流
行性腮腺炎。（经验方）

7. 治牙痛偏方 >>>>>>>>>

　　绿豆50克，鲜臭草30克，红糖适量。用绿豆、
鲜臭草、清水500毫升煎成200毫升，加红糖适量，

再煎片刻，去掉臭草即可饮服。本方清热解毒凉血，适用于牙痛等疾。（经验方）

8.治下肢慢性溃疡偏方 >>>>>>>>>

绿豆60克。将其用文火炒黑，研为细末，调醋敷患处，每日换药1次，现调现敷。治疗下肢慢性溃疡。（经验方）

9.治口疮偏方 >>>>>>>>>

绿豆100克，橄榄5只，白糖50克。将绿豆、橄榄共同煮粥，加入白糖拌匀即可。吃绿豆喝汤，每日服1次，5日为1疗程。清肺利咽、消暑止渴，主治胃热口疮。（经验方）

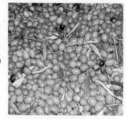

10.治小儿百日咳偏方 >>>>>>>>>

绿豆60克，鲜鱼腥草30克，冰糖15克。将鲜鱼腥草、绿豆、冰糖放在锅中加水煮成羹。每日2次，治小儿百日咳初咳期（经验方）

11.治妊娠呕吐偏方 >>>>>>>>>

绿豆10克，粳米100克。绿豆先以温水浸泡2小时，粳米加水后同绿豆同煮，豆烂米汤稠时即可。每日服2～3次。主治肝胃不和引起的妊娠呕吐。(《普济方》)

12. 治小儿感冒偏方 >>>>>>>>>

（1）绿豆粉100克，鸡蛋1个。将绿豆粉炒热，取鸡蛋清，二味调和做饼，敷胸部。3～4岁小儿敷30分钟取下，不满周岁小儿敷15分钟取下。解毒退热，主治小儿感冒高热不退。（经验方）

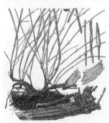

（2）绿豆30克，麻黄6克，红糖适量。绿豆研碎，与麻黄一起加水适量同煎，至绿豆熟后捞去麻黄，加入红糖，趁热服下。疏风散寒，主治小儿风寒感冒，症见发热恶寒、无汗、头痛、咳嗽等。（经验方）

13. 治呃逆偏方 >>>>>>>>>

绿豆粉、茶叶各等份，白糖少许。将绿豆粉、茶叶用沸水冲泡，加糖调匀，顿服。主治呃逆，症见呃声微弱不连续、烦渴不安等。（经验方）

14. 治腹痛偏方 >>>>>>>>>

绿豆、白胡椒各等份，黄酒适量。白胡椒、绿豆共研为细末，用温黄酒送下，每日2次，每次3克。主治受寒腹痛。（经验方）

15. 治中暑偏方 >>>>>>>>>

绿豆60克，鲜丝瓜花6～8朵。绿豆煮熟，捞出，放入丝瓜花煮沸。一次服下。清热解暑，主治中暑。（经验方）

绿豆食疗方

■ 减少胆固醇、防治高脂血症食疗方 >>>>>>>>>>

绿豆中含有的植物甾醇结构与胆固醇相似，它能与胆固醇竞争酯化酶，使之不能酯化而减少肠道对胆固醇的吸收，从而使血清中的胆固醇含量降低。绿豆中含有的多糖成分，能促进动物体内胆固醇在肝脏分解成胆酸，加速胆汁中胆盐分泌和降低小肠对胆固醇的吸收；还能增强血清脂蛋白酶的活性，使脂蛋白中三酰甘油水解，从而可以防治冠心病、心绞痛。

绿豆海带羹 ▼

配方：绿豆 100 克，海带 50 克，红糖适量。

制法：（1）将绿豆洗净，海带洗净切细丝。

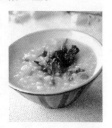

（2）将材料放入锅中加水 600 毫升，用文火煮绿豆、海带 30 分钟，待烂熟，加红糖适量，即可服食。

功效：清热解毒、降压去脂，适用于高血压、高脂血症。

■ 降低血压食疗方 >>>>>>>>>>

高血压的典型特征是动脉管壁增厚。当给予足量的钾后，即使是高血压患者，动脉壁也不再容易增厚。故钾对血管具有保护作用，可使动脉壁不再受高血压的机械性损伤，从而降低了高血压患者中风的发生率。绿豆中的钾含量相当高，经常食用能有效改善高血压症状，并预防中风的发生。

绿豆麦片粥 ▼

配方：绿豆 100 克，麦片 60 克，糯米 40 克，冰糖 15 克。

制法：（1）绿豆洗净，先用冷水浸泡 2 小时，再连水蒸 2 小时，取出备用。

（2）糯米、麦片分别洗净，用冷水浸泡 20 分钟，再置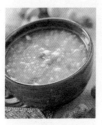于旺火上烧沸，然后改用小火熬煮约 45 分钟。

（3）加入蒸好的绿豆汤和冰糖，将所有材料拌匀煮滚即可。

功效：本方有和胃、补脾、清肺、利湿等作用，同时可降低血压、防止肥胖。

绿豆银耳杂果羹 ▼

配方：绿豆 100 克，山楂、莲子、葡萄干各 20 克，银耳 15 克，酸奶 250 毫升，冰糖 30 克。

制法：（1）绿豆洗净，用温水浸泡 2 小时。

（2）银耳用温水泡发，去蒂，撕成片状；莲子去心，浸泡；山楂、葡萄干洗净。

（3）绿豆放入锅中，加入适量冷水烧沸，煮约 10 分钟后，将漂浮在水面的绿豆皮捞出，倒入银耳、山楂、莲子，用小火焖1小时左右，放入冰糖和葡萄干，搅拌均匀。

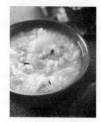

（4）将绿豆羹用纱布过滤后倒入碗内，放入冰箱，冷却后倒入酸奶即可。

功效：安神降压。

■ 癌症食疗方 >>>>>>>>>

　　绿豆所含有的众多生物活性物质如香豆素、生物碱、植物甾醇、皂角苷等都可以增加巨噬细胞的数量和其吞噬病菌的功能，从而提高人体的免疫功能，治疗肝炎，预防癌症。

银耳绿豆冰果粥 ▼

配方：绿豆 100 克，银耳 15 克，西瓜 80 克，蜜桃 50 克，冰糖 30 克。

制法：（1）绿豆洗净，用冷水浸泡 3 小时；银耳用冷水浸泡回软，择洗干净。

（2）将西瓜去皮、子，切块；蜜桃去核，切瓣。

（3）锅内加入冷水和泡好的绿豆，上旺火烧沸，转小火慢煮 40 分钟，再下入银耳及冰糖，搅匀煮约 20 分钟，下入西瓜和蜜桃，煮 3 分钟离火。

（4）粥自然冷却后，装入碗中，用保鲜膜密封，放入冰箱，冷冻 20 分钟即可食用。

功效：养肝安神、清热解毒，预防癌症。

■中暑食疗方 >>>>>>>>>

　　绿豆中的绿豆蛋白等成分可以与有机磷和其他有毒重金属结合成沉淀物排出体外，从而具有解毒的功效，非常适合经常在有毒环境下工作或接触有毒物质者食用。

绿豆粥 ▼

配方：绿豆 50 克，粳米 250 克，豌豆、冰糖各适量。

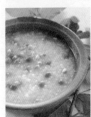

制法：（1）将绿豆、粳米、豌豆洗净，放入锅内，加水适量，置炉上，用武火烧沸，再用文火煎熬，直到成粥。

（2）冰糖加入粥内，搅拌均匀即成。

功效：清暑生津、解毒消肿、预防中暑，适用于暑热烦渴、疮毒疖肿、骨质疏松等症。

■清热解毒食疗方 >>>>>>>>>

　　根据有关研究，绿豆所含的单宁能凝固微生物原生质，可产生抗菌活性，对葡萄球菌以及某些病毒有抑制作用，能抗感染，清热解毒。绿豆中的黄酮类化合物、植物甾醇等生物活性物质也有一定程度的抑菌抗病毒作用。

薏米拌绿豆芽 ▼

配方：绿豆芽 250 克，薏米 120 克，葱花 10 克，盐 2 克，香油 10 毫升，味精 5 克，醋 5 毫升。

制法:（1）把薏米去杂质洗净，用碗盛好，放入蒸笼内蒸 40 分钟。

（2）绿豆芽放沸水锅内焯熟，捞起沥干水分。

（3）把薏米、绿豆芽放入盆内，加入醋、盐、葱花、香油、味精，拌匀即成。

功效:清热解毒。

金银花绿豆豆浆 ▼

配方:绿豆 100 克，金银花 30 克，甘草 5 克。

制法:（1）将金银花、甘草加水煎煮，过滤取汁。

（2）药汁和绿豆倒入豆浆机中，加水至上、下水位线之间，按下"豆浆"键。

（3）待豆浆机提示豆浆做好后，倒出过滤，加入适量的蜂蜜，即可饮用。

功效:清热去火。

绿豆白菜汤 ▼

配方:绿豆 50 克，白菜 250 克，盐、味精各 3 克。

制法:（1）将绿豆洗净，去杂质；白菜洗净，切成 4 厘米见方的块。

（2）将绿豆放入瓦锅内，加水适量，置武火上烧沸，再用文火煮 30 分钟，加入白菜、盐、味精再煮 5 分钟即成。

功效:此方具有清热解毒、消肿止痛的功效，适用于小儿急性腮腺炎、腮腺红肿热痛之症，早期使用效果更佳。

配方：绿豆 50 克，鲜藕 250 克，盐、味精各 3 克。

制法：（1）绿豆洗净，去杂质；藕洗净，去皮，切成 4 厘米长的段。

（2）将绿豆、藕放入炖锅内，加清水适量，置武火上烧沸，再用文火炖煮 35 分钟，加入盐、味精即成。

功效：清热、解毒、止痒，适用于小儿急性腮腺炎，酒糟鼻患者食用尤佳。

■ 中毒食疗方 >>>>>>>>>>

　　绿豆中的绿豆蛋白等成分可以与有机磷和其他有毒重金属结合成沉淀物排出体外，从而具有解毒的功效，非常适合经常在有毒环境下工作或接触有毒物质者食用。

绿豆粳米粥 ▼

配方：绿豆 50 克，粳米 100 克。

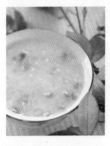

制法：将绿豆洗净，用温水浸涨；粳米淘洗干净，同入砂锅中，加水 600 毫升煮粥，先用武火，然后改用文火，煮至米豆烂熟即可。

功效：此方具有清热解毒之功效，可用于暑热烦渴、疮疡肿痛、食物中毒以及附子、巴豆、砒霜中毒。

赤豆

赤豆为豆科植物的种子，又称红豆、红小豆、赤小豆。赤豆中富含淀粉，因此还被人们称为"饭豆"。赤豆是人们生活中不可缺少的一种高蛋白、低脂肪、高营养、多功能的杂粮，用赤豆制作的饭、粥、汤、豆面条、糕点馅，美味可口、老幼咸宜。

药典选录 ▼

"主寒热，热中，消渴，止泄，利小便，吐逆，卒澼，下胀满。"

——《名医别录》

"赤豆粉，治烦，解热毒，排脓，补血脉。"

——《日华子本草》

 医生叮咛 ▶ 尿频患者宜少食。

赤豆治病偏方

1. 治高血压偏方 >>>>>>>>>>

赤豆 30 克，丝瓜络 20 克。上二味药放入砂锅中，加水适量，煎 30 ~ 40 分钟，滤汁分早晚两次空腹服。主治高血压。（经验方）。

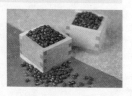

2. 治支气管炎偏方 >>>>>>>>>

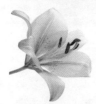

赤豆60克，百合10克，杏仁6克，白糖适量。先以水煮赤豆，至半熟时放百合、杏仁同煮至粥成，加糖，可作早餐食之。本方具有润肺止咳、祛痰利湿的作用，用于肺阴虚型支气管炎。（经验方）

3. 治痈疮偏方 >>>>>>>>>

赤豆20克，绿豆、黑豆各10克，甘草5克。上述四味共放砂锅内，加水煎煮。待豆烂熟后，吃豆喝汤。本方清热解毒、排毒消肿，主治痈疮溃脓，伴有头痛、心烦口渴、便秘等症。（经验方）

4. 治产后缺乳偏方 >>>>>>>>>

赤豆50克，粳米100克，红糖少许。先将赤豆煮开花，再下粳米共煮为粥，服时酌加红糖，每日2次，早晚服用。（《长寿粥谱》）

5. 治腹泻偏方 >>>>>>>>>

赤豆、山药各20克，白糖少许。鲜山药去皮切片。赤豆洗净放锅内，加水适量，置武火上烧沸，再用文火熬煮至半熟，加入山药、白糖，继续煮熟即可。（经验方）

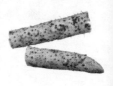

赤豆食疗方

■ 利尿、消除肿胀食疗方 >>>>>>>>>

　　皂角苷物质能够刺激肠道、预防结石，可起到利尿、消肿的作用，用赤豆来治疗心脏性和肾性水肿、肝硬化腹水、脚气病浮肿等症具有显著疗效。

赤豆粥 ▼

配方：赤豆 20 克，薏米、粳米各 30 克，白糖适量。

制法：（1）将前三物分别洗干净，浸涨。

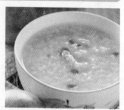

（2）再把赤豆放入锅内，加水适量，先用武火煮沸后，再用文火慢煮至赤豆开花，加入薏米及粳米，继续熬煮，直至米豆烂熟，最后加糖调匀即成。

食法：每日服食 2 次，可连日食用。

功效：本方具有健脾利水之功，可用治水肿、小便不利等病症。服食后小便增多，水肿渐消。

■ 便秘、痔疮食疗方 >>>>>>>>>

　　因为痔疮是大便秘结而使肛周血液受阻，长期阻滞与淤积所引起的，而膳食纤维具有良好的通便作用，可降低肛门周围的压力，使血流通畅，从而起到防治痔疮的作用。赤豆中富含膳食纤维，这种物质的增容作用能对大肠产生机械性刺激，促进肠蠕动，使大便易于排出，治疗便秘而无任何副作用。

赤豆莲子清鸡汤 ▼

配方：赤豆 100 克，莲子 50 克，陈皮 1 块，嫩鸡 1 只，盐少许。

制法：（1）将鸡去毛、去内脏、去肥膏，洗净，放沸水煮 5 分钟；赤豆、莲子和陈皮洗干净，莲子保留莲子衣、去莲子芯。

（2）瓦煲加清水，用文火煲至水沸，放入材料，改用

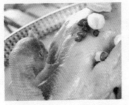

中火继续煲 3 小时，加少许盐调味即可饮用。

功效：利水消肿、清暑解热、益气健脾，适用于便秘、痔疮、子宫癌、胃癌、食管癌、泄泻、骨质疏松等症。

■ 抑制脂肪吸收、防治肥胖食疗方 >>>>>>>>>

　　赤豆中含有较多的皂角苷，它能阻止过氧化脂质的产生、抑制脂肪吸收并促进其分解，达到降脂、瘦身、健美的效果。维生素 B_1 可以促进糖类代谢，使人远离肥胖，并可以阻挡人体内乳酸的累积，缓解疲劳。

赤豆老鸭粥 ▼

配方：老鸭1只（去毛及内脏），赤豆50克，陈皮10克，花生米50克，粳米100克。

制法：（1）陈皮用清水浸泡切丝。
（2）赤豆、花生米与粳米入锅中煮开。
（3）老鸭洗净切成块，入锅中同煮至粥熟。

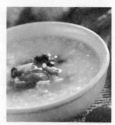

功效：利尿消肿、减肥美容。

■贫血、调节月经食疗方 >>>>>>>>>>

　　赤豆中含有丰富的叶酸，人体缺少这种维生素很容易贫血、月经不调、脊柱断裂、情绪暴躁。

赤豆炖乳鸽 ▼

配方：赤豆100克，乳鸽1只，料酒10毫升，姜5克，葱10克，盐3克，鸡精3克，鸡油30毫升，胡椒粉3克。

制法：（1）将赤豆洗净；乳鸽宰杀后去毛及肠杂，洗净；姜切片，葱切段。
（2）将赤豆、乳鸽、料酒、姜、葱同放入炖锅内，加水1800毫升，置武火烧沸，再用文火炖煮25分钟，放入盐、鸡精、鸡油、胡椒粉即成。

功效：补肝肾、益精血、抗骨折，适用于虚羸、消渴、久疟、妇女血虚、经闭、恶疮、疥癣、骨折、骨质疏松等症。

核桃

　　核桃为胡桃科落叶乔木核桃的果实，又称胡桃、羌桃、合桃、万岁桃等。原产在亚洲西部的波斯（即现在的伊朗），在我国种植已有2000多年的历史，生熟都可供食用，既是香脆可口、营养丰富的滋补果品，又是可使人长寿美容、补肾固精益脑的食品，历来被誉为"养人之宝"。

药典选录 ▼

"令人肥健，润肌，黑须发。"

——《开宝本草》

"食之令人肥健。"

——《本草拾遗》

医生叮咛 ▶ 核桃仁脂质含量高，多食易生痰，令人恶心、吐水、吐食。

核桃治病偏方

1. 治遗精偏方 >>>>>>>>>

　　核桃衣15克。将其加水500毫升，文火煎至300毫升，临睡前一次服下。民间常用此药治疗肾气不固的遗精、滑精。（经验方）

2. 治腹泻偏方 >>>>>>>>

（1）核桃仁 20 克。每日
分早、晚嚼服。每次 10 克，
连服 2 个月。主治慢性腹泻，
症见便溏不实、神疲乏力等。
（《浙江中医》1990 年第 1 期）

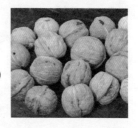

（2）核桃壳适量。将核
桃壳烧存性，研细，每次服
用 3 克，温开水送下，每日
2 次。主治腹泻兼肠鸣之症。（经验方）

3. 治疟疾偏方 >>>>>>>>

核桃仁 15 克，雨前茶 9 克，川芎 1.5 克，萌椒
1 克。上述四味入茶壶内，以沸水冲泡即可。每日
1 ~ 2 剂，于未发前不拘时趁热频频饮之，到临发
时止。主治寒性疟疾。（《医方集听》）

4. 治肾虚偏方 >>>>>>>>

核桃仁 60 克，黄酒、红糖各适量。
核桃仁捣碎，温以热黄酒，加红糖
调服。适用于肾虚腰腿痛、小便频
数者。（经验方）。

5. 治伤寒偏方 >>>>>>>>

核桃壳、连须葱头各 7 个，茶 9 克，姜 12 克（捣
烂）。共入大碗，沸水冲入，先向头面熏之，待温热
时饮服。（经验方）

核桃食疗方

赖氨酸作为人体必需的氨基酸之一，是合成体内蛋白质不可缺少的重要物质，在蛋白质中含有2%～10%，发挥着修复人体组织、促进生长、对细菌病毒形成抗体、合成酶和激素等作用。

核桃仁中含有赖氨酸，能够促进大脑组织细胞代谢，滋养脑细胞，增强脑功能，提高注意力。另外，核桃仁含有较多的磷质，起调节人体神经的作用，能够防治记忆力减退。

核桃虾仁粥 ▼

配方：核桃仁、虾仁各50克，粳米200克，盐2克。

制法：（1）粳米淘洗干净，用冷水浸泡半小时；核桃仁、虾仁均洗净。

（2）锅中加入约2000毫升冷水，将粳米放入，用旺火烧沸，将核桃仁、虾仁放入锅内，再改用小火熬煮成粥。

（3）粥内下入盐拌匀，再稍焖片刻，即可盛起食用。

功效：本方含磷脂较高，可维护细胞正常代谢，提高大脑的生理功能，增强记忆力。

连续 3 周以上的咳嗽、咳痰通常是肺结核的一个首要症状，如果同时痰中带有血丝，就有极大的可能是得了肺结核病。核桃含有鞣酸等成分，镇咳平喘作用十分明显，尤其对于肺结核咳嗽具有较好的辅助食疗作用。长期食用核桃，可以治疗慢性肺虚咳嗽、肺结核咳嗽、慢性气管炎。

核桃仁豌豆泥 ▼

配方：核桃仁 200 克，鲜豌豆粒 100 克，藕粉 60 克，植物油 50 毫升，橘皮丝适量。

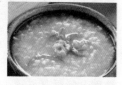

制法：（1）豌豆用开水煮烂，捞出，捣成细泥（皮渣不要）。

（2）藕粉放入冷水，调成稀糊状；核桃仁用开水稍泡片刻，剥去皮，用温热油炸透捞出，稍冷，研细末。

（3）锅内放水烧开，加入白糖、豌豆泥，搅匀，煮开后，将调好的藕粉缓缓倒入，勾成稀糊状，撒入核桃仁末、橘皮丝即成。

功效：本方强身健脑，而且对肾虚咳喘、肠燥便秘患者有益。

■ 动脉硬化食疗方 >>>>>>>>>>

大量的流行病学研究证实，膳食中摄入饱和脂肪酸越多，血清总胆固醇水平越高，心血管疾病的发病率越高。摄入一定数量的不饱和脂肪酸却反而可以降低血清总胆固醇水平。核桃仁所含的脂肪酸主要是不饱和脂肪酸，能减少肠道对胆固醇的吸收，并溶解胆固醇，排出血管壁内的"污垢杂质"，使血液净化，从而为人体提供更好的新鲜血液。所以，核桃仁有防止动脉硬化、降低胆固醇的作用。

核桃牛奶煮豆浆 ▼

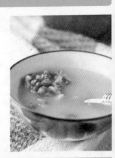

配方：核桃肉50克，牛奶、豆浆各100毫升，白糖适量。

制法：（1）取30克核桃肉加水磨成浆，与牛奶、豆浆及剩余核桃肉同入一锅内。

（2）以文火煮沸，调入白糖即成。

功效：降低胆固醇，防治动脉硬化。

桃仁拌芹菜 ▼

配方：核桃仁100克，芹菜300克，盐2克，味精1克，香油5毫升。

制法：（1）将芹菜择去老叶和筋，洗净，切成丝，用沸水焯2分钟，再用凉水冲一下，沥干，加盐、味精、香油入盘。

（2）将核桃仁用开水泡后，剥去皮，再用开水泡5分钟，取出，放在芹菜上，吃时拌匀。

功效：常食可乌发、美容、延年强身。

莲子

莲子为睡莲科植物莲的果实或种子，又称藕实、水芝丹、丹泽芝、莲蓬子、水笠子。莲子营养丰富，为一种高级食品，既是健身抗老、延年益寿的滋补佳品，又是功效显著的治病良药，素有"莲参"之称。

药典选录 ▼

"益气，止渴，助心，止痢。治腰痛，泄精。"

——《日华子本草》

"清心除烦，开胃进食，专治噤口痢、淋浊诸症。"

——《本草备要》

🗨 **医生叮咛** ▶ 本品性涩，易滞气收涩敛邪，故脘腹痞胀、大便燥结者慎食。

莲子治病偏方

1. 治小儿夜啼偏方 >>>>>>>>>>

去皮莲子20克，百合20克，白糖适量。莲子、百合共炖成糊状，用白糖拌食，每日1～2次。健脾养阴、清热除烦，主治小儿夜啼。（经验方）

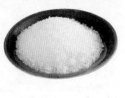

2. 治高血压偏方 >>>>>>>>>

莲心干品5克，绿茶3克。莲心、茶叶一起放入茶杯内，用沸开水冲泡大半杯，立即加盖，5分钟后可饮，饭后饮服。头泡莲心茶，饮之将尽，略留余汁，再泡再饮，至味淡为止。主治高血压。（经验方）

3. 治支气管炎偏方 >>>>>>>>>

莲子50克，百合30克，猪瘦肉100克（切片）。上述三味加适量水，煲一个半小时，可做早餐食之。本方有养神、益气、固肾之功，用于脾气虚型支气管炎，症见痰量较多、胸闷气喘、上腹胀满等。（经验方）

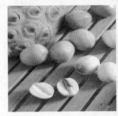

4. 治风疹偏方 >>>>>>>>>

去芯莲子18克，珍珠粉2克，红糖适量。莲子加红糖适量煮熟，食莲子，汤冲珍珠粉2克服。每日1剂，连服7～8剂。适用于风疹块，伴恶心呕吐、腹胀腹痛、神疲乏力等。（经验方）

5. 治小儿腹泻偏方 >>>>>>>>>

莲子50～100克，糯米500克。莲子去心，煮熟烂，以洁净布包住莲子肉，捣烂，与淘净的糯米拌匀，置搪瓷盆内，加水适量，蒸熟。待冷却后压平切块，上盘后撒一层白糖。随意取食。健脾益气，适用于脾虚泄泻。（经验方）

莲子食疗方

■镇静神经、调节心律食疗方 >>>>>>>>>

心脏内的激动起源或者激动传导不正常，引起整个或部分心脏的活动变得过快、过慢或不规则，或者各部分的激动顺序发生紊乱，引起心脏跳动的速率或节律发生改变，就叫心律不齐或心律失常。心律不齐可以导致心脏病患者出现危重症状，控制心律不齐是心脏病预后趋向的关键。

莲子中钙、磷和钾的含量非常高，不但有增进骨骼生长的作用，还可以使某些酶活化，维持神经传导性，镇静神经，维持肌肉的伸缩性和心跳的节律。同时，莲子所含某种生物碱具有显著的强心作用，莲心碱则有较强抗钙及抗心律不齐的作用。

桂圆莲子粥 ▼

配方： 莲子 15 克，桂圆肉 15 克，红枣 5 颗，糯米 50 克，白糖少许。

制法：（1）将莲子去皮，去心，洗净；红枣去核；糯米淘洗干净。

（2）将糯米倒入锅内，加入红枣、莲子肉、桂圆肉、白糖、水适量，置武火上烧沸，再用文火熬煮至熟即成。

功效：益心宁神，适用于心阴血亏、脾气虚弱、心律不齐、骨质疏松等症

■ 癌症食疗方 >>>>>>>>>

　　传统中医认为，莲子善于补五脏不足，通利十二经脉气血，使气血畅而不腐，防止肿瘤的发生。而现代医学则证明，莲子所含氧化黄心树宁碱对鼻咽癌等有抑制作用。

　　氧化黄心树宁碱主要是抑制肿瘤细胞纺锤体，使其停留在分裂中期，不能进行正常的细胞分裂。

红枣莲子鸡腿汤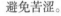

配方：莲子15克，红枣10颗，鸡腿2只，薏米20克，姜、盐少许。

制法：（1）将薏米泡水4小时；若用干的莲子，也需先泡水2小时(新鲜莲子则不必泡水)，莲心应去除，避免苦涩。

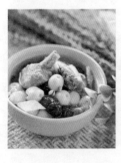

（2）鸡腿洗净，剁成块状。

（3）以汤锅将开水煮沸，加进薏米、莲子、红枣、鸡腿、姜片，炖煮30分钟至1小时。待鸡肉熟软后，在汤里加进适量盐调味即可。

功效：清热解毒、健脾止泻、防癌抗癌。

■促进精子生成、治疗少精症食疗方 >>>>>>>>

少精症在男性不育症中最为多见，它会降低生育能力，甚或导致不育。食物中一旦缺乏钙、磷、维生素A、维生素E等物质，精子的产生就会受到影响，或者产生一些质量差、受孕能力弱的精子。

莲子含有丰富的磷，有益于精子的生成，对少精症有一定的治疗作用。莲子中所含的棉籽糖对于久病、少精、梦遗、产后或老年体虚者，更是常用营养补品。

蜜汁焖猪尾 ▼

配方：白莲子300克，白糖200克，红枣8颗，猪尾150克。

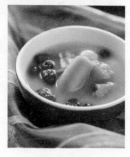

制法：（1）莲子用温水泡软，去尽莲心，用清水洗净；猪尾骨洗净，切丁待用；红枣温水洗净，去皮、去核。

（2）砂锅置火上，放入莲子、红枣、猪尾骨，加水烧开，用小火焖1小时，至莲子焖酥后，下白糖，再用小火焖约20分钟，待汁干即可食用。

功效：健脾补肾、养心安神，适宜于心悸失眠、肾虚遗精、尿频等患者食用。

栗子

栗子为壳斗科植物栗的种仁,又称板栗、栗果、大栗。它不仅含有大量淀粉,而且还含有蛋白质、脂肪、B族维生素等多种营养成分,素有"干果之王"的美称。

药典选录 ▼

"主益气,厚肠胃,补肾气,令人耐饥。"

——《食物本草》

"栗,肾之果。肾病宜食之。"

——《千金方》

🛡 **医生叮咛** ▶ 不宜与牛肉同食,会降低营养价值。

栗子治病偏方

1. 治痔疮出血偏方 >>>>>>>>>>

栗壳 3 ~ 4 个,纯蜜糖适量。将栗壳烧成炭,研成细末,加纯蜜糖,用热开水调匀后进服,每日 2 次。可治痔疮出血。(经验方)

2. 治呕血偏方 >>>>>>>>>>

栗子肉 250 克,白糖 20 克。栗子肉蒸熟,加白糖捣烂成泥,做成小饼,可常食。主治呕血。(经验方)

3.治支气管炎偏方 >>>>>>>>>

　　栗子肉250克，猪瘦肉100克（切块）。将上述两料加盐、豆豉少许，烧煮烂熟，分顿佐餐用，每日2次。可治支气管炎。（《草药手册》）

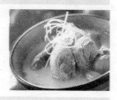

4.治阳痿偏方 >>>>>>>>>

　　栗子肉50克，梅花10克，粳米100克，白糖适量。栗子肉与粳米兑水，用文火煮成粥，然后将梅花放入，再煮至沸腾时，加适量白糖搅匀即可。空腹温热食用。疏肝解郁、温补脾肾，用于抑郁伤肝、劳伤心脾的阳痿不举。（经验方）

5.治手足酸软麻木偏方 >>>>>>>>>>

　　栗子肉100克，猪瘦肉50克，红枣4～5颗，盐少许。上述四味同煮，连服一周，多可见效。可治病后虚弱、手足酸软麻木。（经验方）。

6.治风疹偏方 >>>>>>>>>

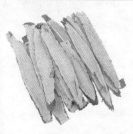

　　栗子100克，黄芪50克，老母鸡肉250克，葱白20克，姜10克。老母鸡肉洗净，栗子去皮洗净，葱白切段，姜切片，四味与黄芪同炖。祛风固表，适用于风寒型风疹。（经验方）

栗子食疗方

■ 前列腺炎食疗方 >>>>>>>>>

前列腺炎是成年男性的常见病，一般症状为尿急、尿频、尿痛、滴白、腰痛，甚至引起性功能障碍等。

矿物质在血液和前列腺液中的含量多少，直接与前列腺的抗菌、杀菌能力有关。当前列腺内矿物质含量较高时，前列腺自行抗菌消炎能力就强；而患了慢性前列腺炎，矿物质含量就会明显减少。栗子所含的矿物质很全面，有钾、镁、铁、锌、锰等，总量又比苹果、梨等普通水果高得多，因此可用于辅助治疗前列腺炎症。

酱爆栗子肉丁 ▼

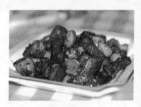

配方：栗子肉 150 克，猪肉 250 克，面酱、白糖、味精、水淀粉、鸡蛋清和油各适量，盐少许。

制法：（1）将猪肉洗净，切成丁；栗子煮熟，切成块。

（2）猪肉用水淀粉、鸡蛋清上浆，用温油化开。

（3）锅置火上，放入油，下面酱，加白糖、盐，炒成老红色时，放肉丁和栗子块，用炒勺拌炒，加入味精，颠翻出锅，装盘即成。

功效：缓解尿频、尿急，治疗前列腺炎。

■ 消除疲劳、平喘食疗方 >>>>>>>>>

机体缺乏泛酸时会导致疲劳、倦怠、头痛、恶心、呕吐、体重减轻。

栗子中含有大量的泛酸，能够治疗因泛酸缺乏而引起的各种症状；同时，栗子所含淀粉多糖类也有助于消除疲劳、恢复体力、平喘，常食熟栗子达半个月以上(每天5颗)，即可明显改善慢性支气管炎。

栗子烧猪肉 ▼

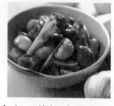

配方：栗子 300 克，猪瘦肉 650 克，姜 15 克，葱 10 克，酱油、料酒、鸡汤各适量，盐 5 克，白糖 3 克，植物油 100 毫升（实耗 50 毫升）。

制法：(1) 栗子用刀划破皮，下沸水中煮一下捞出，剥去外壳和内衣；姜切片，葱切长段；猪肉洗净，切成方块。

(2) 锅置火上，放入油，烧至七成热时，下栗子，油炸进皮，约 3 分钟捞出。

(3) 锅内留底油 40 克，下姜片、葱段、肉块，炒香，再加鸡汤，用大火烧开，撇去浮沫，改用小火，慢慢炖至肉五成熟时，下栗子、盐、白糖、酱油、料酒，烧至肉烂、栗子酥时即可。

功效：养胃健脾、滋阴润燥，适宜肺热燥咳、气管炎患者食用。

配方:栗子 200 克,糯米粉 500 克,白糖 50 克,瓜子仁、松仁各 10 克。

制法:将栗子去壳,用水煮极烂,加糯米粉和白糖,揉匀,入屉中用旺火蒸熟,出屉时撒上瓜子仁、松仁。

功效:健脾益气、养胃、强筋健骨补虚,适用于年老体弱、腰膝酸软、不欲纳食等病症。

■癌症食疗方 >>>>>>>>>

　　类胡萝卜素需要与抗氧化物质维生素 C、维生素 E 搭配,才能达到抑癌效果。

　　栗子中类胡萝卜素、维生素 C、维生素 E 含量较高,因此有很好的抗氧化、预防癌症的作用,还能降低胆固醇、防止血栓,以及防止病毒、细菌侵袭等。

栗子小白菜枸杞汤 ▼

配方:枸杞子 10 克,小白菜 250 克,栗子 50 克,高汤 150 毫升,植物油 15 毫升,葱末、盐、味精、白糖适量。

制法:(1)将小白菜切段,焯水。

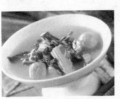

(2)锅中倒入植物油,烧至五成热时用葱末炝锅,倒入高汤烧开,放入板栗、枸杞子,加入调料同煮,2分钟后放入小白菜段即可。

功效:益气补虚、防癌抗癌。

红薯

　　红薯为旋花科植物甘薯的块根，又称甘薯，红薯、白薯、金薯等，不但在我国种植和食用很广泛，而且在世界上也是被公认的价廉物美、老少皆宜的健身食品。

药典选录 ▼

"止渴，醒酒，益肺，宁心（生用之效）；益气，充饥，佐谷食（熟用之效）。"

——《医林纂要》

🎩 **医生叮咛** ▶ 多吃红薯易滞气、胃灼热、吐酸水、腹胀和排气，故不宜多食。

红薯治病偏方

1. 治肝硬化腹水偏方 >>>>>>>>>

　　红薯嫩叶苗、蕹菜嫩叶、红糖各适量。上物同捣烂，敷于脐部，腹水经 1 ～ 2 小时后可泻下，泻尽之后即可痊愈。主治肝硬化腹水。（经验方）

2. 治小便不通偏方 >>>>>>>>>

　　生红薯叶、红糖各适量。将生红薯叶捣烂，调少许红糖，敷于肚脐上。可治小便不通，也可辅助治疗便秘。（经验方）

3. 治便秘偏方 >>>>>>>>>>

（1）红薯 300～500 克，姜 2 片，白糖适量。红薯削皮，切成小块，加清水适量煎煮，待红薯熟透变软后，加入白糖、姜，再煮片时服食。本方益气润肠，主治气虚便秘，症见无力排便、便后疲乏等。（《中国食疗学》）

（2）红薯 500 克。将其洗干净，削去皮，切成小方块，用水煮熟，取出加适量红糖拌匀后即可食用。此品香甜可口，具有和血补中、宽肠通便、益气生津的功效，适应于妇女产后血虚便秘、小儿与老人津亏便秘等病症。（经验方）

（3）红薯叶 250 克，植物油、盐各少许。将红薯叶洗净，切块，加油、盐炒熟，一次吃完，每日 2 次，可治便秘。（经验方）

4. 治疗疮偏方 >>>>>>>>>

红薯干 30 克，红糖、水绵各适量。红薯干煮过后，和红糖、水绵合捣烂敷之，每日一次，连敷 1 周有效。主治疗疮。（经验方）

5. 治小儿消化不良偏方 >>>>>>>>>

新鲜红薯叶 90～120 克。将其洗净，切碎，加水煮服。可治小儿消化不良，也可治疗夜盲。（经验方）

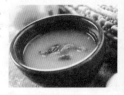

红薯食疗方

■ 癌症食疗方 >>>>>>>>>>

红薯中富含多种类胡萝卜素，它们可促使上皮细胞正常成熟，抑制上皮细胞异常分化，消除有致癌作用的氧自由基，阻止致癌物与细胞核中的蛋白质结合。有报道说，美国某医院从红薯中提取出一种活性物质——去雄酮，它能有效地抑制结肠癌和乳腺癌的发生。还有一所美国大学研究发现，红薯中有一种叫脱氢去雄酮的物质，对防治癌症有一定的效果。

胚芽红薯粥 ▼

配方：黄心红薯、胚芽米各50克，粳米100克，白糖10克。

制法：（1）粳米、胚芽米淘洗干净，用冷水浸泡半小时；黄心红薯洗净，去皮切成小块。

（2）锅中加入约1000毫升冷水，将粳米、胚芽米放入，用旺火烧沸后放入红薯块，改用小火熬煮成粥，下入白糖拌匀，即可盛起食用。

功效：防癌抗癌。

■ 便秘食疗方 >>>>>>>>>>

《本草拾遗》中记载："红薯性平味甘无毒，入脾、肾二经。能凉血活血，益气生津解渴止血，宽肠胃通便秘，产妇最宜。"同时它还含有大量的膳食纤维，具有阻止糖分转化脂肪的特殊功能；可以促进胃肠蠕动和防止便秘，用来治疗痔疮和肛裂等，对预防直肠癌和结肠癌也有一定作用。

红薯芥菜黄豆汤 ▼

配方：红薯 380 克，芥菜 300 克，黄豆 75 克，猪瘦肉 100 克，姜 2 片，盐适量。
制法：（1）红薯去皮洗干净，切厚块；芥菜和黄豆洗干净；猪瘦肉洗干净，氽烫后再冲洗干净。

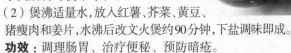

（2）煲沸适量水，放入红薯、芥菜、黄豆、猪瘦肉和姜片，水沸后改文火煲约 90 分钟，下盐调味即成。
功效：调理肠胃、治疗便秘、预防暗疮。

大芥菜红薯汤 ▼

配方：红薯 500 克，大芥菜 450 克，植物油 30 毫升，姜 2 片，盐 3 克。
制法：（1）大芥菜洗净，切段；红薯去皮，洗净，切成块状。
（2）热锅，加入植物油、姜片，将红薯爆炒 5 分钟，加入沸水 1000 毫升，煮沸后加入大芥菜，煲沸 20 分钟，加盐调味即可。
功效：本方主要可用于大肠燥热、大便不畅、秘结等症。

huasheng

花生

花生为豆科植物落花生的果实，又称落花生、长生果等。现代考古学研究认为花生原产于南美洲，到了 16 世纪 30 年代才在我国落地生根。如今我国花生的种植主要分布在山东、广东等省。花生因为其丰富的营养物质有益于人体延缓衰老，在民间一直有"长生果"之称。

药典选录 ▼

"补中益气，盐水煮食养肺。"

——《滇南本草图说》

"治脚气及妇人乳汁缺乏。"

——《现代实用中药》

🧑‍⚕️ **医生叮咛** ▶ 花生含油脂多，消化时需要多耗胆汁，因此胆病患者不宜食用。

花生治病偏方

1. 治高脂血症偏方 >>>>>>>>>

花生全草（整株干品）50 克。将花生全草切成小段，泡洗干净，加水煎汤，代茶饮。每日 1 剂，不拘时饮服。本方养肝益肾，主治高脂血症。（《偏方大全》）

2. 治眩晕偏方 >>>>>>>>>

花生 45 克，粳米 60 克，冰糖适量。将花生去除泥土及发芽的坏花生，连衣捣碎，和洗净的粳米一起放入锅内，加入适量水和冰糖，煮成粥即可食用。每日早晨空腹温热食之。本方活血化瘀，主治眩晕。（经验方）

3. 治水肿偏方 >>>>>>>>>

花生仁、梅肉各 45 克，蒜 30 克。上述三味煮熟食用。主治营养不良性水肿。（经验方）

4. 治伤寒偏方 >>>>>>>>>

花生衣 30 克，红枣 30 颗。二味加水适量煎煮，去渣，一次服完。每日 1 剂，5 日为一疗程。主治湿热型伤寒，症见大便下血、灼热烦躁等。（经验方）

5. 治小儿感冒偏方 >>>>>>>>>

花生仁 30 克，红枣、蜜糖各 20 克。将上述三味加入适量水炖 1～2 小时，吃花生、枣，喝汤。主治小儿感冒、久咳不止。（经验方）

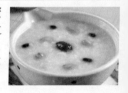

6. 治脚气病偏方 >>>>>>>>>

脚气病初起，用花生连衣熬成浓汤饮服，每次 120 克，每日 4 次，连服 3 日，对单纯性的脚气病有良效。如系慢性脚气病，宜每日用花生 150 克煮汤，持久饮服。（经验方）

花生食疗方

■ 营养不良食疗方 >>>>>>>>>>

　　花生中钙含量极高，钙是构成人体骨骼的主要成分，故多食花生，可以促进人体的生长发育。花生的营养价值比粮食类高，可与鸡蛋、牛奶、肉类等一些动物性食品媲美，每日膳食中添加花生有助于改善营养缺乏和营养不良的状态。

花生猪骨粥 ▼

配方：花生仁 100 克，猪骨 300 克，粳米 100 克，香菜 10 克，猪油 20 克，胡椒粉 2 克，香油 5 毫升，盐 3 克。

制法：（1）粳米淘洗干净，用冷水浸泡半小时；猪骨洗净，敲断成小块；花生仁放入碗内，用开水浸泡 20 分钟，剥去外皮；香菜择洗干净，切成小段。

（2）把锅置火上，放入猪骨块、猪油和适量水，用旺火烧沸后，继续煮约 1 小时，至汤色变白时，捞出猪骨，下粳米和花生仁，用旺火烧沸，改小火继续熬煮约 45 分钟；煮至米粒开花、花生仁酥软时，放盐搅拌均匀，淋入香油，撒上胡椒粉、香菜段，即可盛起食用。

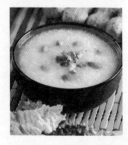

功效：促进骨骼发育，防治营养不良。

■心脑血管疾病食疗方 >>>>>>>>>>

花生中含有谷甾醇和木樨草素，能降低血脂。同时，花生含脂肪43% ~ 55%，其中75%以上为不饱和脂肪酸，单不饱和脂肪酸含量在50%以上，有降低胆固醇的作用，对于预防动脉硬化、高血压和冠心病等心脑血管疾病十分有益。

醋花生 ▼

配方：花生 500 克，米醋 1000 毫升。

制法：(1) 将花生洗净，放入瓶中，再将米醋倒入瓶内，浸泡 10 天。

(2) 食用时从瓶内取出即可。

食法：每日 2 次，每次吃花生 30 克。

功效：消肿止泻、软化血管、降低血压，对大肠炎、高血压疗效较佳。

糙米核桃花生豆浆 ▼

配方：糙米 30 克，核桃仁 10 克，花生仁 15 克，黄豆 50 克，白糖适量。

制法：(1) 黄豆洗净，用清水浸泡 6 ~ 8 小时；糙米洗净，用清水浸泡 4 小时；核桃仁、花生仁用温水泡开。

(2) 将以上食材全部倒入豆浆机中，加水至上、下水位线之间，按下"豆浆"键。

(3) 待豆浆机提示豆浆做好后，倒出过滤，再加入适量的白糖，即可饮用。

功效：补中益气、调和五脏。

黑芝麻

　　黑芝麻即色黑的芝麻，为一年生草本植物黑芝麻的干燥成熟种子，除西藏外，在我国各省区均有栽培。黑芝麻富含多种营养成分，经常食用还可预防多种疾病、延缓衰老，被誉为"仙家食品"。

药典选录 ▼

"润五藏，主火灼，填骨髓，补虚气。"

——《食疗本草》

🎩 **医生叮咛** ▶ 脾弱便溏者勿服。

黑芝麻治病偏方

1. 治高脂血症偏方 >>>>>>>>>

　　黑芝麻 60 克，桑葚 40 克，大米 30 克，白糖 10 克。将黑芝麻、桑葚、大米洗净后同放入瓷罐中捣烂。砂锅中先放清水，煮沸后入白糖，再将捣烂的碎末加入沸汤中，不断搅动，煮至成粥糊样即可。本方主治高脂血症。（经验方）

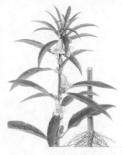

2. 治眩晕偏方 >>>>>>>>>

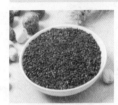

黑芝麻 30 克，米醋 30 毫升，蜂蜜 30 毫升，鸡蛋清 20克。上述四味混合调匀，分成 6 份。每服 1 份，开水冲服，每日 3 次。主治肝肾不足所致眩晕。（经验方）

3. 治中风偏方 >>>>>>>>>

黑芝麻 500 克，蜂蜜、黄酒各少许。将黑芝麻洗净，重复上锅蒸 3 次，每次约 20 分钟，晒干后炒熟研成细末，加蜂蜜少许，做成约 10 克重的丸药，用温黄酒送下。每日 3 次，每次 1 丸。本方养血祛风，主治中风后偏瘫、半身不遂症。（经验方）

4. 治小儿麻疹偏方 >>>>>>>>>>

小儿疹出不透时，用黑芝麻 25 克煮水，以其沾水贴敷全身，水冷了再煮，1 小时后，疹子即遍出全身。（经验方）

5. 治痛经偏方 >>>>>>>>>

黑芝麻 20 克，生地 15 克，枸杞子 10 克，冰糖适量。将黑芝麻、生地、枸杞子煎沸 20 分钟，去渣留汁。加入适量冰糖，稍煎，待溶即成。用于肝肾亏损兼虚热所致的痛经。（经验方）

黑芝麻食疗方

■ 贫血食疗方 >>>>>>>>>

黑芝麻中铁元素的含量很高，长期适量食用黑芝麻，不仅可以补充铁，有效预防缺铁性贫血，还可以改善因为缺铁而导致的气喘、头晕等潜在性缺铁症状。

黑芝麻红枣粥 ▼

配方：黑芝麻 20 克，红枣 8 颗，粳米 150 克，白糖 25 克。

制法：（1）黑芝麻用小火炒香，研成粉末，粳米淘洗干净，用冷水浸泡半小时；红枣洗净去核。

（2）锅中加入冷水 1500 毫升，放入粳米和红枣，先用旺火烧沸，再改用小火熬煮。

（3）待米粥烂熟时，调入芝麻粉及白糖，再稍煮片刻即可。

功效：凉血止痢，适用于痢疾下血等出血症。

■ 心脑血管疾病食疗方 >>>>>>>>>

黑芝麻中有 50% 是脂肪，以油酸和亚麻酸等不饱和脂肪酸为主，这些不饱和脂肪酸与维生素 C 联合发生作用，可去除附着在人体血管壁上多余的胆固醇，从而防治高血压病、冠心病、动脉硬化症、高脂血症等心血管疾病。

桑葚火麻仁黑芝麻糕 ▼

配方：黑芝麻 60 克，桑葚 30 克，火麻仁 10 克，糯米粉 700 克，白糖 30 克，粳米粉 300 克。

制法：（1）桑葚、火麻仁洗净，放入锅内，加水烧沸，用文火煮熬 20 分钟，滤取汁。

（2）将黑芝麻放炒锅内置文火上炒香；糯米粉、粳米粉、白糖拌匀，加入桑葚、火麻仁汁、水适量，揉成粉团，做成糕，在每块糕上撒上黑芝麻，上笼蒸 15 ~ 20 分钟即成。

食法：每日 1 次，每次服羹 50 克。

功效：补肝肾，适用于预防心脑血管疾病，胃寒、肝肾虚弱患者食用尤佳。

黑芝麻山药羹 ▼

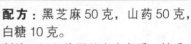

配方：黑芝麻 50 克，山药 50 克，白糖 10 克。

制法：（1）将黑芝麻去杂质，炒香，研成细末；山药烘干研成细末；将二者混匀。

（2）在锅内加水 300 毫升，置武火上烧沸，将黑芝麻和山药粉末徐徐倒入沸水锅内，同时放入白糖，不断搅拌，煮 3 ~ 5 分钟即成。

食法：每日 1 次，每次服羹 50 克。

功效：补肝肾、养心脾、降血压，适用于高血压病肝肾阴虚型患者，也能预防其他心脑血管疾病。

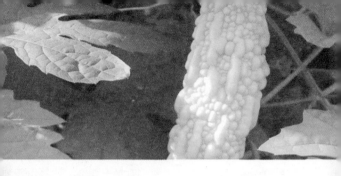

第二章

蔬菜瓜果能治病

蔬菜瓜果营养丰富，含有人体必需的维生素、矿物质、碳水化合物、蛋白质等，是人体所需维生素和矿物质的主要来源。

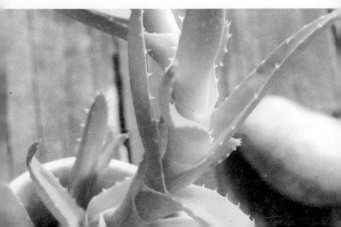

shanyao

山药

山药为薯蓣科植物薯蓣的根茎，又称淮山药、薯药、山芋、玉延等。山药作为保健食品，在我国至少已有2000多年的历史，自古即被视为物美价廉的补虚良药，素有"白人参"之美称。许多古典医籍都对山药有很高的评价，如东汉时期的《神农本草经》就将山药列为上品。

药典选录 ▼

"主头面游风，风头，眼眩，下气，止腰痛，补虚劳羸瘦，充五脏，除烦热，强阴。"

——《名医别录》

"益肾气，健脾胃，止泻痢，化痰涎，润皮毛。"

——《本草纲目》

🎖 医生叮咛 ▶ 每次食用山药不可过量。女性若食用山药过量还会导致月经紊乱。

山药治病偏方

1. 治气管炎偏方 >>>>>>>>>

鲜山药250克，甘蔗汁100毫升。鲜山药捣烂，与甘蔗汁和匀，炖热服之，每日2次。主治慢性气管炎、咳嗽痰喘。（经验方）

2. 治肾炎偏方 >>>>>>>>>

生山药500克，酒50毫升。将山药去皮，切碎，研细。酒加水煮沸后下山药，待熟后适当加盐、葱白、酒。顿服。本方健脾固肾、滋阴助阳，主治慢性肾炎属脾肾两虚者。(《寿亲养老新书》)

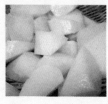

3. 治遗精偏方 >>>>>>>>>

山药60克，米酒少许。山药研末，加水适量煮糊，煮熟后调入米酒1～2汤匙，温服。本方主治肾虚遗精、小便频数。(经验方)

4. 治伤寒偏方 >>>>>>>>>

山药干粉、粳米各适量。粳米煮稀粥，加入山药干粉，其比例为1：4。顿服，每日1次。本方主治伤寒、烦闷呕吐、身热口渴等。(《中国食疗学》)

5. 治小儿夜啼偏方 >>>>>>>>>

山药15克，茯苓10克，白糖适量。山药、茯苓共煎汤，加糖调服，连服半月。(经验方)

6. 治湿疹偏方 >>>>>>>>>

生山药200克（去皮），茯苓100克，红枣5颗，蜂蜜30毫升。将生山药蒸熟，捣烂；红枣煮熟，去皮核留肉；茯苓研为细末，与枣肉、山药拌匀，上锅同蒸成糕，熟后淋上蜂蜜即可。本方主治皮损色暗、水疱不多但滋水浸淫之湿疹。(经验方)

山药食疗方

■ 慢性胃炎食疗方 >>>>>>>>>

慢性胃炎是消化道常见的疾病之一，是由急性胃炎的遗留、不良的饮食习惯、药物对胃的刺激、胆汁反流、内分泌功能紊乱及感染等多种原因引起的胃黏膜的慢性炎性病变。对胃炎患者来说，饮食应定时定量，摄取的食物宜性味平和刺激小，养成良好的饮食习惯。山药的性味较平和，而且它所含的黏蛋白可以滋润黏膜、保护胃壁、促进蛋白质的消化和吸收。因此，山药具有补脾益胃功能，经常食用对慢性胃炎有较好的预防及治疗作用。

山药木耳汤 ▼

配方：山药 500 克，水发木耳 25 克，骨头汤 650 克，葱姜末、料酒、盐、味精、香油各适量。

制法：（1）将山药洗净，放入沸水中煮一下，去皮后切成滚刀块，入清水中漂洗干净。

（2）取砂锅一只，放入山药块、水发木耳、料酒、葱姜末、

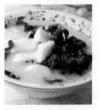

骨头汤，用旺火烧沸，改用小火炖至山药块断生，加盐、味精再稍炖至山药块熟烂，淋上香油即可。

食法：每日 1 次，佐餐食用。

功效：清热利尿、健脾和胃，用于治疗慢性胃炎。

■ 慢性肠炎食疗方 >>>>>>>>>

　　慢性肠炎是指小肠（空肠和回肠）和大肠（结肠）的慢性炎症，造成肠的吸收功能差，大便中常常带有许多没有吸收完的食物，并且经常腹痛和慢性腹泻。

　　山药含有淀粉酶、多酚氧化酶等有利于脾胃消化吸收功能的物质，是一味平补脾胃的药食两用之品。临床上常用于治脾胃虚弱、食少体倦、泄泻等病症。

荔枝山药粥 ▼

配方：粳米 150 克，干荔枝肉 50 克，山药、莲子各 10 克，白糖 15 克，冷水适量。

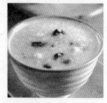

制法：（1）粳米淘洗干净，用冷水浸泡半小时，捞出，沥干水分。
（2）山药洗净，去皮，捣成粉末。
（3）莲子洗净，用冷水浸泡回软，除去莲心。
（4）锅中加入约 1500 毫升冷水，将干荔枝肉和粳米放入，用旺火煮沸，下入山药粉和莲子，改用小火熬煮成粥，下入白糖调好味，再稍焖片刻，即可盛起食用。
功效：补脾胃、止泻，对脾虚肠炎患者尤佳。

■ 冠心病食疗方 >>>>>>>>>

　　冠心病是由冠状动脉粥样硬化而导致冠状动脉狭窄，使血液灌流减少，心脏缺血、低氧而产生的疾病，而动脉硬化与高脂、高胆固醇关系极为紧密。

另外，冠心病的发生也多与形体肥胖、体重超重有关。

山药供给人体的黏蛋白质，不但能减少皮下脂肪沉积，减轻体重，还能预防心血管系统的脂肪沉积，避免血管粥样硬化过早发生，降低心脏负担，防治冠心病的发生。

西红柿山药粥 ▼

配方：山药 20 克，西红柿 100 克，粳米 100 克，山楂 10 克，冰糖 15 克，油菜叶少许，冷水适量。

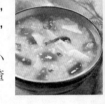

制法：（1）山药刮洗干净，切成小薄片；西红柿洗净，切丁状；山楂洗净，去核，切片。

（2）粳米洗干净，用冷水浸泡备用。

（3）锅中加入约 1000 毫升冷水，将粳米、山药片、山楂片一起放入，先置旺火上烧沸，再改用小火煮半小时，加入西红柿、油菜叶，然后继续用小火熬煮，待粥成时下入冰糖，搅拌均匀，再稍焖片刻，即可盛起食用。

功效：健脾消炎、镇静减肥。适用于冠心病患者。

山药白萝卜粥 ▼

配方：山药片 50 克，白萝卜片 20 克，大米 100 克。

制法：将上述三味同放锅内，加适量水用武火烧沸，再用文火煮 35 分钟即成。

功效：健脾生津、活血化瘀、消积减肥。适用于痰瘀内滞型之冠心病患者。

冬瓜

冬瓜为葫芦科一年生草本植物，又称东瓜、白冬瓜、白瓜、枕瓜，在我国已有2000多年的栽培历史。冬瓜盛产于夏季，但由于其表皮上附着一层白粉，如冬天的白霜，故而得名"冬瓜"。

药典选录 ▼

"令人悦泽好颜色，益气不饥，久服轻身耐老"
——《神农本草经》

"主治小腹水胀，利小便，止渴。"
——《名医别录》

医生叮咛 ▶ 脾胃虚寒易泄泻者慎用。

冬瓜治病偏方

1. 治糖尿病偏方 >>>>>>>>>

冬瓜皮、西瓜皮各15克，天花粉10克。上三味同入砂锅，加水适量，用文火煎煮去渣取汁，口服，每日2~3次。本方清热、养阴、润燥，主治口渴多饮、尿液混浊之糖尿病。（经验方）

2. 治肝硬化偏方 >>>>>>>>>

冬瓜皮30克，姜片20克。将上述二味洗净，

加适量水煎。当汤饮用。主治肝硬化。(《17 种顽固病的食疗名方》)

3. 治哮喘偏方 >>>>>>>>>

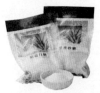

冬瓜子 15 克，白果仁 12 克，麻黄 6 克，白糖或蜂蜜适量。麻黄、冬瓜子用纱布包，与白果仁同煮沸后再用文火煮 30 分钟，加白糖或蜂蜜，连汤服食。本方具有清肺平喘之功效，适用于哮喘发作期。(经验方)

4. 治支气管炎偏方 >>>>>>>>>

冬瓜子仁 15 克，红糖适量。冬瓜子仁加红糖捣烂研细，开水冲服，每日 2 次。本方适用于剧烈咳嗽的支气管炎患者。(经验方)

5. 治冠心病偏方 >>>>>>>>>

冬瓜 250 克，淡菜 30 克，盐、味精适量。淡菜洗净，冬瓜洗净切块，二者同煮汤，加入少许盐、味精，1 日分几次喝尽。本方具有降脂、降压、利水之功，主治冠心病。(经验方)

6. 治肾炎偏方 >>>>>>>>>

冬瓜皮 50 克，葫芦壳 30 克，红枣 10 颗。把上述三味一起加水 400 毫升煎至 150 毫升，去渣饮用。每日 1 剂，服至浮肿消退为止。本方宣肺利气、运脾消肿，主治慢性肾炎兼浮肿。(《中国食疗学》)

冬瓜食疗方

■ 消除水肿、补充营养食疗方 >>>>>>>>>>

　　组织间隙液体过多而引起的全身或身体的一部分肿胀的症状称为水肿。水肿不是一种独立的疾病，而是与某些疾病相伴随的病理过程。

　　冬瓜含维生素C较多，且钾盐含量高，钠盐含量低。体内缺乏钾盐、需要补充钾盐的高血压、肾脏病、水肿病等患者食用冬瓜，可达到消肿而不伤正气的作用。

冬瓜粥 ▼

配方：冬瓜、粳米各 100 克，鸭肉 150 克，瑶柱 25 克，香菇 5 个，鲜荷叶半张，陈皮 1 块，葱末 5 克，姜丝 3 克，酱油 5 毫升，花生油 10 毫升，冷水适量。

制法：（1）冬瓜去皮，洗净，切厚块；香菇用温水泡发回软，去蒂，洗净，切抹刀片备用。

（2）瑶柱用温水浸软，撕开；鸭肉洗净切块。

（3）粳米洗净，浸泡半小时后沥干水分，放入锅中，加入约 1000 毫升冷水，烧沸以后，将香菇片、冬瓜块、鲜荷叶、陈皮及瑶柱一同放入，改用小火慢煮。

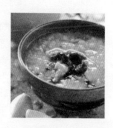

（4）另取一锅，将鸭肉煎爆至香，加于粥内同煮，见鸭肉熟透、米粥

浓稠时，下入葱末、姜丝、酱油、花生油调味，再稍焖片刻，即可盛起食用。

功效：本粥具有清热利尿、减肥之功效，适用于暑热烦闷、水肿、肺热咳嗽等病症，可起到利尿消肿作用。

■ 肾炎食疗方 >>>>>>>>>

肾炎以男性患者较多，发病年龄大多在青壮年期，其临床表现有水肿、蛋白尿、血尿、管型尿、高血压以及不同程度的肾功能减退。

肾功能不全时，病人处于少尿或无尿状态，在饮食上宜注意经常摄取低钠盐、利尿的食物，如冬瓜、西瓜、赤豆、玉米等。冬瓜中的胡卢巴碱可调节人体的代谢平衡，对防治肾炎有一定效果。

薏米冬瓜盅 ▼

配方：冬瓜 500 克，薏米 60 克，火腿丁 50 克，盐少许。

制法：（1）将冬瓜从上端 1/3 处切下，把瓜瓤挖出，放入薏米、火腿丁、盐，加少许水。

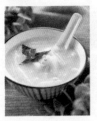

（2）将瓜置蒸盆内，上笼蒸 1 小时即成。

食法：每日 1 个，分 3 次食用，吃瓜喝汤，既可单食，又可佐餐。

功效：清热解毒、消肿利水，可用于治疗慢性肾炎。

■ 改变淀粉和糖类、防治脂肪肝食疗方 >>>>>>>>>

　　脂肪肝是指由各种原因引起的肝细胞内脂肪堆积过多的病变，一般可分为急性和慢性两种。慢性脂肪肝较为常见，部分病人可出现食欲减退、恶心、乏力、肝区疼痛、腹胀，以及右上腹胀满和压迫感。脂肪肝患者在保证营养素全面摄入的前提下，应适当减少脂肪、糖类及总热量的摄入，限制高胆固醇食物。冬瓜中含有多量的B族维生素，能改变食物中的淀粉和糖类，使其不转化为脂肪，不但起到瘦体轻身的作用，还能防治脂肪肝症。

雪菜煮冬瓜 ▼

配方：冬瓜（去皮去瓤）300 克，雪里蕻 100 克，高汤 1000 毫升，香油、盐、味精各适量。

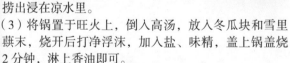

制法：(1) 将冬瓜洗净切成块；雪里蕻洗净，切成末。

(2) 将冬瓜块放入沸水锅中煮 4 分钟，捞出浸在凉水里。

(3) 将锅置于旺火上，倒入高汤，放入冬瓜块和雪里蕻末，烧开后打净浮沫，加入盐、味精，盖上锅盖烧 2 分钟，淋上香油即可。

食法：每日 1 次，佐餐食用。

功效：软坚消痰、利水降压、清热解毒，主治肥胖症、脂肪肝，也适用于慢性胃炎、肾炎、小便不利、中暑高热、昏迷等症。

苦瓜

　　苦瓜为葫芦科植物苦瓜的果实，又称凉瓜、癞瓜、锦荔枝。苦瓜原产于东印度热带地区，于17世纪传入欧洲，多作观赏用。南宋传入我国，至今在我国南方地区已经有几百年的栽培历史。

药典选录 ▼

"苦寒无毒，除邪热，解劳乏，清心明目，益气壮阳。"

——《本草纲目》

"主治烦热消渴引饮，风热赤眼，中暑下痢。"

——《泉州本草》

🛡 **医生叮咛** ▶ 苦瓜性凉，脾胃虚寒者不宜食用。

苦瓜治病偏方

1. 治糖尿病偏方 >>>>>>>>>

　　鲜苦瓜60克。将苦瓜剖开去子，洗净切丝，加油盐炒，当菜吃，每日2次，可经常食用。本方清热生津，主治口干烦渴、小便频数之糖尿病。(经验方)

2. 治肾炎偏方 >>>>>>>>>

　　鲜苦瓜100克，绿茶适量。把苦瓜上端切开，去瓤，装入绿茶，阴干后，连同茶叶切碎，和匀，

每次取10克，放入保温杯中，以沸水冲泡，盖严温浸半小时。频饮之。主治脾肾两虚、精气外泄型肾炎。(经验方)

3. 治中暑偏方 >>>>>>>>>>

鲜苦瓜250克，茶叶100克。苦瓜截断去瓤，纳入茶叶，再用干净细线接合，悬通风处阴干，水煎后取汁凉凉，代茶饮，每次8克。主治中暑发热。(经验方)

4. 治感冒偏方 >>>>>>>>>>

苦瓜瓤50克，白糖适量。取去子瓜瓤煮熟，加白糖食之。本方疏风清热，适用于风热感冒。(经验方)

5. 治疗疮偏方 >>>>>>>>>>

苦瓜叶100克，黄酒50克。将苦瓜叶晒干研末，用黄酒送服，每次10克。主治疗毒痛不可忍。(经验方)

6. 治痢疾偏方 >>>>>>>>>>

生苦瓜100克，红糖100克。将苦瓜捣烂如泥，加糖搅匀，2小时后将水滤出，一次冷服。每日1～2次，连服数日。本方主治急性菌痢，症见畏寒发热、腹痛腹泻、里急后重、便次增多等。(经验方)

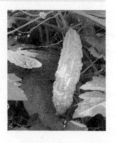

苦瓜食疗方

■ 糖尿病食疗方 >>>>>>>>>

无论何种类型的糖尿病，都存在功能性胰岛 β 细胞的缺失。胰岛 β 细胞是胰腺中的重要组成部分，其颗粒减少，会使 β 细胞分泌胰岛素的能力丧失或部分丧失。

苦瓜含有大量苦瓜苷，苦瓜苷是一种类胰岛素的物质，可以减轻胰岛 β 细胞的负担，恢复 β 细胞功能，然后通过增加细胞膜对糖的通透性、促进糖氧化、抑制肝糖原分解及糖异生，减少血糖的来源达到降低血糖的目的。因对改善糖尿病的"三多症"有一定的效果，所以苦瓜苷又被称为"植物胰岛素"。

干煸苦瓜 ▼

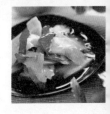

配方：苦瓜 500 克，植物油 20 毫升，盐 2 克，白糖 3 克，味精 2 克，葱花、蒜泥、香油各适量。

制法：（1）苦瓜洗净剖成两半，挖去瓜瓤，切成 3 厘米长的片。

（2）炒锅上火，把苦瓜片放入锅中干爆，除去水分。

（3）另用一锅烧旺火，倒入植物油烧热，下蒜泥，稍炒，投入苦瓜，加盐、白糖、味精再炒片刻，放葱花、香油即可食用。

功效：此方味苦干香，增进食欲，别有风味，适于糖尿病患者食用。

■ 健脾益胃、调治中暑食疗方 >>>>>>>>

　　中暑是指在高温环境下因人体体温调节功能紊乱而引起的以中枢神经系统和循环系统障碍为主要表现的急性疾病。除了高温、烈日暴晒外，工作强度过大、时间过长、睡眠不足、过度疲劳等均为常见的诱因。

　　苦瓜中含有大量奎宁，不但有清热解毒的作用，能刺激人的味觉神经，使人增进食欲，还可加快胃肠运动，健脾益胃，促进消化，有助于中暑后尽快恢复健康。

干煸苦瓜青椒 ▼

配方：苦瓜 300 克，小青椒 100 克，盐 2 克，味精 3 克，植物油 20 毫升。

制法：（1）苦瓜洗净，劈成两半，去瓤，斜切成片；青椒去蒂洗净切条。

（2）锅上火不放油，用文火分别将苦瓜、青椒放入锅中干爆，煸去水分倒出。

（3）洗净锅烧热注入油，油热时下青椒、苦瓜翻炒，加盐、味精炒匀即可。

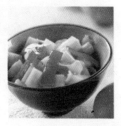

功效：清热防暑。

南瓜

南瓜为葫芦科植物南瓜的果实，又称倭瓜、番瓜、麦瓜、饭瓜等。在我国，南瓜为夏秋季节的优良蔬菜之一。近两年，随着国内外专家对蔬菜的进一步研究，发现南瓜不仅营养丰富，而且长期食用还具有保健和防病治病的功能，在国际上已被视为"特效保健蔬菜"。

药典选录 ▼

"甘温，无毒，补中益气。"

——《本草纲目》

"横行经络，利小便。"

——《滇南本草》

🩺 **医生叮咛** ▶ 南瓜性温，素体胃热炽盛者少食。

南瓜治病偏方

1.治慢性喉炎偏方 >>>>>>>>>

南瓜花 20 克，竹叶 6 克，蜂蜜 30 毫升。前二味水煎，调入蜂蜜，每日 2 次。治疗慢性喉炎。（经验方）

2.治支气管炎偏方 >>>>>>>>>

选秋季败蓬南瓜，离根 60 厘米剪断，把南瓜蓬茎插入干净的玻璃瓶中，任茎中汁液流入瓶内，从傍晚到第二天早晨可收取自然汁一大瓶，隔水蒸过。每次服 30～50 毫升，一日 2 次。（经验方）

3. 治小儿哮喘偏方 >>>>>>>>>

南瓜 500 克，蜂蜜 60 毫升，冰糖 30 克。先在瓜顶上开口，挖去部分瓜瓢，纳入蜂蜜、冰糖盖好，放在盘中蒸 1 小时即可。每日早晚各服适量，连服 5～7 日。主治小儿寒性哮喘。（经验方）

4. 治小儿寄生虫病偏方 >>>>>>>>>

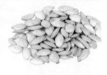

南瓜子仁、槟榔各 15 克。南瓜子仁研细，与槟榔煎汤，可加适量白糖，每日空腹服食一次。（经验方）

5. 治呃逆偏方 >>>>>>>>>

南瓜蒂 100 克。将其用水煎服，连服 3～5 次。主治胃寒呃逆，症见呃声沉缓有力、遇冷易发、胃脘不舒等。（经验方）

6. 治疗疮偏方 >>>>>>>>>

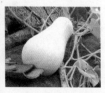

南瓜蒂 100 克，黄酒 50 克。将南瓜蒂焙焦存性，研末，每次取 2.5 克以黄酒冲服，每日 2 次。另可加醋调外敷。主治疗疮、疖肿。（经验方）

南瓜食疗方

■ 增强肝肾功能、抵御环境中毒食疗方 >>>>>>>>>

　　肝功能不全指的是肝功能不正常，患者会出现黄疸、食欲缺乏等症状，病情如果发展到了肝硬化程度，则有腹水等临床表现。另外，肝功能不全的人化验血液会发现转氨酶、胆红素等指标异常。而肾功能不全临床上分为三个阶段：代偿期、氮质血症期和尿毒症期。在第一个阶段，肾功能就开始减弱，患者需要引起重视。

　　南瓜有较好的抗毒能力，因为果胶有很好的吸附性，能黏结、消除铅、汞等有毒金属，降低亚硝酸盐致癌性，并能帮助肝、肾功能的恢复，增强肝、肾细胞的再生能力，起到抵御环境中毒的作用。

南瓜粥 ▼

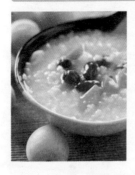

配方：南瓜 50 克，粳米 100克，红枣数颗，植物油少许，盐少许。

制法：（1）南瓜去皮，洗净，切成块；粳米淘洗干净，用少许油、盐腌拌；红枣洗净、去核。（2）锅中加入 1000 毫升水，下米煮沸后与南瓜块、红枣同煮，约 30 分钟至熟，即可食用。

功效：此方具有护肝补肾强体之功效，适宜于肝肾功能不全患者食用。

■ 夜盲症食疗方 >>>>>>>>>

夜盲症是由于体内缺乏维生素等物质而引起地到黄昏后即看不清外界事物的疾病。其主要症状为白天视觉几乎正常，但眼睛对弱光的敏感度下降，黄昏后由于光线渐暗而看不清物体。

南瓜含有丰富的 β－胡萝卜素和维生素 A，前者对上皮组织的生长分化、维持正常视觉具有重要生理功能，后者则具有明目护肤的作用。

南瓜百合粥 ▼

配方：南瓜 150 克，百合 75 克，粳米 100 克，盐 1 克，味精 1 克，冷水适量。

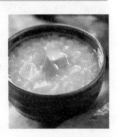

制法：（1）粳米淘洗干净，用冷水浸泡半小时，捞出，沥干水分。

（2）南瓜去皮、子，洗净切块。

（3）百合洗净，掰瓣，用开水焯透，捞出，沥干水分。

（4）锅中加入适量冷水，将粳米放入，用旺火烧沸，再下入南瓜块，转小火煮约半小时。

（5）下入百合及盐、味精，煮至粥稠，即可盛起食用。

功效：除湿退热、滋补肝肾、明目，适用于血糖增高所致视物不清及夜盲症患者。

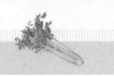

芹菜

qincai

芹菜为伞形花科植物旱芹的全草，又称香芹、药芹、野芹、蒲芹等。它是我国百姓最常食用的蔬菜之一，其气味芳香、口感清脆，既可热炒，又能凉拌，深受人们喜爱。同时芹菜的营养十分丰富，含有较多的蛋白质、氨基酸、维生素、挥发性芳香油和多种人体必需的矿物元素，是一种理想的"延年益寿菜"。

药典选录 ▼

"旱芹，其性滑利。"

——《本草纲目》

"和醋食损齿，赤色者害人。"

——《食鉴本草》

🔲 **医生叮咛** ▶ 芹菜性凉质滑，脾胃虚寒、肠滑不固者慎食。

芹菜治病偏方

1.治便秘偏方 >>>>>>>>>

芹菜100克，香油5毫升，盐5克。芹菜用开水略焯，加入香油、盐拌匀。经常食用。本方具有清热通便之功效，适用于大便干结、脘腹胀满、口臭等。（经验方）

2. 治中风偏方 >>>>>>>>>>

芹菜60克，粳米100克。将芹菜洗净切碎，与粳米同放砂锅内，加水（最好是井水）如常法煮粥。每日早晚温热服食。本方清热平肝降火，主治中风属肝火炽盛者。注：作为治疗时宜频服久食，并应现煮现吃，不宜久放。（经验方）

3. 治小儿百日咳偏方 >>>>>>>>>>

芹菜500克，盐少许。芹菜洗净捣烂取汁，加盐，隔水温热，早晚各服1小杯，连服3～5日。（经验方）

4. 治小儿麻疹偏方 >>>>>>>>>>

芹菜叶、茎各30克。小儿麻疹透发后，取芹菜叶、茎洗净，捣烂取汁服下，每日1次，可促麻疹早愈。（经验方）

5. 治妊娠呕吐偏方 >>>>>>>>>>

芹菜根10克，甘草15克，鸡蛋1个。芹菜根、甘草先煎汤，水沸后打入鸡蛋冲服。（经验方）

6. 治眩晕偏方 >>>>>>>>>>

芹菜150克、嫩竹笋100克、麦冬10克。将麦冬洗净，蒸熟；芹菜洗净切寸段；嫩竹笋剥壳洗净切片。共入油锅炒熟，加入少许盐、味精即成。本方具有养阴清肝之功效，主治头晕眼花、血压偏高等。（经验方）

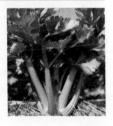

芹菜食疗方

■糖尿病食疗方 >>>>>>>>>

　　中消型糖尿病的发病与胃火炽盛，致使胃腐熟水谷的能力过强有关。中消型糖尿病患者的主要症状是多食易饥、形体消瘦、口苦、口臭、大便干结、舌质红、苔黄、脉实有力等。

　　治疗中消型糖尿病应以清胃泻火、养阴生津为主，芹菜不但具有上述功用，且含有利尿降糖的有效成分——黄酮类化合物，可消除体内水钠潴留、利尿、消肿，防治糖尿病。

黑木耳炒芹菜 ▼

配方：芹菜 200 克，黑木耳 50 克，精盐 2 克，姜 5 克，葱 10 克，蒜 15 克，植物油 10 毫升。

制法：（1）黑木耳发透去蒂根；芹菜洗净切段；姜切片；葱切段；大蒜去皮，切片。

（2）炒锅置武火上烧热，加入植物油烧六成热时，下入姜、葱、蒜爆香，随即下入芹菜、木耳、盐，炒至芹菜断生即成。

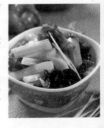

功效：此方具有益胃养阴、止血通淋的功效，中消型糖尿病、小便出血、小便淋痛者均可常食。

■ 高血压食疗方 >>>>>>>>>

　　高血压是一种不容易彻底治愈的慢性疾病，病情有时厉害，有时平稳，而且气候与血压的关系也非常密切，冬天血压偏高，夏天血压则趋于正常。在药物治疗的同时，若食疗得法，便能够达到事半功倍的目的。芹菜含黄酮类降压成分，实验时对兔、犬静脉注射有明显降压作用；血管灌流，可使血管扩张；用主动脉弓灌流法，能抵抗烟碱、山梗茶碱引起的升压反应，并可引起降压。临床对于原发性、妊娠性及更年期高血压均有效。

糖醋芹菜 ▼

配方：芹菜 500 克，糖、盐、香油、醋各适量。

制法：（1）将芹菜去老叶洗净，入沸水焯过。
（2）茎软时，捞起沥干，切段，加糖、盐、醋拌匀，淋上香油即可。

功效：本方具有降压、降脂的功效，孕妇、高血压病患者可常食。

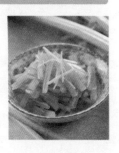

■ 促进脂肪分解、防治肥胖症食疗方 >>>>>>>>>

　　肥胖人群中，有的人对食物有一种特殊的嗜好。有的好吃肉，有的爱饮酒。而酒精在肠胃内被吸收后，其中约有90%在组织内被氧化放出热量；即使是少量饮酒，也可增进食欲，使人发胖。

芹菜中的膳食纤维含量非常丰富，它能促进人体内脂肪的分解，并吸收体内多余的热量，因此对瘦身有很好的效果。

熏干炒芹菜 ▼

配方：芹菜 200 克，熏干 100 克，精盐 3 克，味精 1 克，植物油 25 毫升。

制法：（1）芹菜洗净，斜切成薄片，熏干也切薄片。

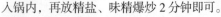

（2）炒锅上火倒入植物油，待油热后将切好的芹菜、熏干倒入锅内，再放精盐、味精爆炒 2 分钟即可。

功效：清热利水、降压祛脂。

枸杞子拌芹菜 ▼

配方：芹菜 300 克，枸杞子 20 克，料酒 10 毫升，姜 5 克，葱 10 克，盐 2 克，味精 4 克，醋 4 毫升。

制法：（1）将芹菜去老叶，洗净，用开水焯熟，捞起沥干水分，切成段；枸杞子去果柄、杂质，洗净，用开水泡 30 分钟，沥干水分；姜切片，葱切花。

（2）将芹菜、枸杞子、姜、葱、盐、味精、料酒、醋拌匀即成。

功效：降压减肥。

yangcong

洋葱

洋葱为百合科植物洋葱的鳞茎，又称葱头、玉葱、圆葱、胡葱。洋葱的表面覆盖着一层金色透明而又非常致密的薄膜，它可以保护洋葱在一年内不致干枯。

药典选录 ▼

"又，食诸毒肉，吐血不止，病黄疸者：取子一升洗，煮使破，取汁停冷。服半升，日一服夜一服，血定止"

——《神农本草经》

🍶 **医生叮咛** ▶ 洋葱性味辛温，热病患者慎食。

洋葱治病偏方

1.治冠心病偏方 >>>>>>>>>

洋葱100克，陈醋200毫升。将洋葱削去薄皮放入大口玻璃瓶中，再倒入陈醋。浸泡4～5日后，每日食用洋葱1/3至1/4，分2～3次吃。一般食用一两个月后即产生效果。此法可以降低胆固醇，防治冠心病、脑梗死、心肌梗死、动脉硬化、脑卒中、高血压、头痛、肩周炎、便秘、更年期综合征及肥胖症等。（经验方）

2. 治感冒偏方 >>>>>>>>>

洋葱100克，蜂蜜5毫升。将洋葱捣烂取汁，加蜂蜜半汤匙，冲开水50毫升，浸泡半小时后滴鼻，每次滴2～3滴。（经验方）

3. 治失眠偏方 >>>>>>>>>

洋葱200克。将洋葱切碎捣烂，塞在一个广口瓶内，放于枕旁，使人躺在床上嗅闻那刺鼻的洋葱气味，不消片刻，便酣然入睡。（经验方）

4. 治皮炎偏方 >>>>>>>>>

洋葱250克。将其对切成半，把切口按在患部缓缓涂擦，如果一次不能止痒，可多擦几次。洋葱成分中的硫化丙烯有止痒之功效，可用于皮炎的辅助治疗。（经验方）

5. 治头皮屑偏方 >>>>>>>>>

洋葱250克。将其切碎，捣烂，用干净的纱布包好，反复揉擦头皮，使洋葱汁渗到头皮上，待24小时之后，再用温水洗头，既可止痒又能去屑。（经验方）

6. 治感冒偏方 >>>>>>>>>

洋葱100克，蜂蜜5毫升。将洋葱捣烂取汁，加蜂蜜半汤匙，冲开水50毫升，浸泡半小时后滴鼻，每次滴2～3滴。（经验方）

洋葱食疗方

■ 高血压食疗方 >>>>>>>>>>>

　　长期高血压可使脑部的小动脉严重受损。脑动脉硬化，小动脉管壁发生病变，管壁增厚，管腔狭窄，形成脑血栓。微小血管堵塞，形成腔隙性梗死，致使脑萎缩，导致阿尔茨海默病。因为脑血管较薄，硬化时更为脆弱，血压波动时容易出现痉挛破裂，导致脑出血。洋葱是含前列腺素的植物，能减少外周血管和心脏冠状动脉的阻力，对抗人体内儿茶酚胺等升压物质的作用，又能促进钠盐的排泄，从而使血压下降。

菠菜洋葱牛肋骨汤 ▼

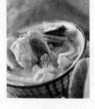

配方：洋葱 1 个，牛筋 125 克，带肉牛肋骨 500 克，菠菜 50 克，盐、胡椒粉少许。

制法：（1）牛筋、牛肋骨洗净，将牛筋切成长条。

（2）洋葱对切成 4 大瓣；菠菜洗净、切段。

（3）以汤锅烧开水，滚沸后放进牛肋骨、牛筋和洋葱。待再次滚沸将炉火调成文火，再煮 40 分钟，放进菠菜，加适量盐调味，菠菜烫熟即可熄火，撒上少许胡椒粉来提增香气。

功效：此方有健胃理气、降低血压之功效，可用于治疗胃肠不适、高血压等症。

■ 防癌抗癌食疗方 >>>>>>>>>

　　洋葱中含有一种名为"栎皮黄素"的物质，这是目前所知最有效的天然抗癌物质之一，它能阻止体内的生物化学机制出现变异，抑制肿瘤细胞的生长。洋葱内还含有丰富的具有抗癌效能的微量元素硒。硒是一种极强的抗氧化剂，能加速体内过氧化物的分解，使恶性肿瘤得不到分子氧的供应，从而起到抑制作用。

洋葱炒土豆片 ▼

配方：洋葱 150 克，土豆 400 克，芹菜 35 克，香菜少许，盐、胡椒粉各适量，植物油 100 毫升。

制法：（1）洋葱剥去老皮洗净，切成碎末；香菜、芹菜择洗干净，切成碎末。

（2）土豆去皮洗净，放入锅里加入清水，上火煮沸，加上锅盖把土豆煮至嫩熟为止（不要煮得太熟，以免炒时土豆碎烂）。把煮好的土豆凉凉，切成小薄片。

（3）在煎盘内放入植物油，置火上烧热后，先下熟土豆片，不停地晃动煎盘，使土豆片在煎盘里转动，待其一面呈金黄色时翻面，加入洋葱末、芹菜末，再撒盐和胡椒粉，待土豆片两面颜色均呈金黄色、洋葱散出香味时撒上香菜末即可。

功效：强身健体、防癌抗癌。

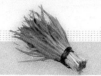

jiucai

韭菜

　　韭菜为百合科植物韭的叶，又称草钟乳、懒人菜等。韭菜菜质柔嫩、味道香辛，是一种营养价值极高的蔬菜。同时它还富含胡萝卜素、维生素 B_2 及钙、磷、铁等矿物质，是一味治病良药，尤其具有温补肝肾、助阳固精的作用，在药典上有"起阳草"之称。

药典选录 ▼

"韭叶味辛，微酸温无毒，归心，安五脏，除胃中热，病人可久食。"

——《名医别录》

"韭菜生用辛而散血，熟则甘而补中。"

——《本草纲目》

🔥 医生叮咛 ▶ 韭菜多食会"上火"，且不易消化，因此阴虚火旺、有眼疾和胃肠虚弱者不宜多食。

韭菜治病偏方

1. 治荨麻疹偏方 >>>>>>>>>

　　（1）韭菜80克。将韭菜放火上烤热，涂擦患部，每日数次。疏风、清热、解表，主治荨麻疹，伴发热、

恶寒，咽喉红痛等。（经验方）

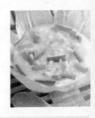

（2）韭菜80克，粳米100克。粳米煮粥，加入韭菜（切碎），加入油、盐、姜丝再煮片刻。趁热服食，每日1次，3日为1疗程。本方温中活血，适用于风寒型荨麻疹。（经验方）

2. 治眩晕偏方 >>>>>>>>>

韭菜30克，淡菜、料酒各适量。韭菜洗净切细，淡菜用料酒浸泡，同煮服食，每日1次。适用于脾肾虚弱所致的眩晕。（经验方）

3. 治腰扭伤偏方 >>>>>>>>>

（1）韭菜60克，虾米30克，黄酒、植物油各适量，盐少许。按常法炒韭菜、虾米，用黄酒送服，每日一次。本方壮腰益肾、活血止痛，主治急性腰扭伤。（经验方）

（2）韭菜根30克，黄酒100毫升。韭菜根切细，用黄酒煮熟，过滤取汁，趁热饮，每日1～2次。主治急性腰扭伤。（经验方）

4. 治牙痛偏方 >>>>>>>>>

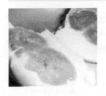

韭菜90克，咸鸭蛋2个，盐适量。将韭菜和咸鸭蛋放砂锅内加水、加盐同煮。空腹服，每日1次。温经散寒，养阴止痛。适用于寒性牙痛。（经验方）

韭菜食疗方

■扩张血管、降低血脂食疗方 >>>>>>>>>

人体内的脂肪物质，是体内所必需的主要能量来源。但是，若体内的脂肪过剩，会粥样硬化斑块，使血管腔逐渐变窄或阻塞，从而引起所供血的组织器官缺血或梗死。韭菜中的挥发性成分及硫化物有扩张血管、降低血脂的作用。

虾皮炒韭菜 ▼

配方：韭菜 300 克，虾皮 25 克，精盐 3 克，酱油 10 毫升，料酒 15 毫升，味精 1 克，植物油适量。

制法：（1）韭菜去老叶、茎衣，洗净，切成段。虾皮用水淘一下，控干。

（2）锅内放油烧热，投入虾皮炸出香味，投入韭菜煸炒，加精盐、料酒、酱油、味精，颠炒一会儿即可出锅。

功效：降低胆固醇、三酰甘油，防治高脂血症等。

韭菜炒豆芽 ▼

配方：韭菜 50 克，绿豆芽 450 克，花椒 20 粒，精盐、味精少许，植物油 40 毫升。

制法：（1）炒锅内倒少许油，将花椒油炸，然后把花椒取出。

（2）旺火炒豆芽至八成熟，取盘子盛出。

（3）锅里另放少许底油烧热，下韭菜略炒后倒入绿豆芽迅速拌和，加盐和味精，炒几下出锅装盘。

功效：促进食欲，降低血脂，对心血管病有很好的疗效。

■ 癌症食疗方 >>>>>>>>>>

便秘是癌症患者治疗中常见的副作用，但在治疗过程中，许多癌症病人往往只注意对癌症的治疗，而忽视了便秘问题。不少病人只是在便秘十分严重或反复发生时，才对其注意。韭菜能够防止便秘，减少致癌有毒物质在肠道里滞留及吸收的机会，因此能够防治结肠癌。

豆腐干炒韭菜 ▼

配方：韭菜 300 克，豆腐干 30 克，姜 5 克，葱 10 克，盐 2 克，植物油 30 毫升，味精 3 克，酱油 3 毫升。

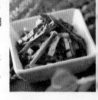

制法：（1）豆腐干洗净，切成丝；韭菜洗净，去老叶，切成段；姜切丝，葱切段。

（2）将炒锅置武火上烧热，倒入植物油，烧至六成热时，下姜、葱爆香，随即加入韭菜段、豆腐干、盐、味精、酱油后炒熟即成。

功效：益气血、润肠通便、防癌抗癌，适用于气血两亏、肾虚腰痛、便秘、各种癌症。

西红柿

西红柿为茄科植物番茄的新鲜果实，又称番茄、洋柿子、番李子、火柿子等。西红柿原产南美洲，因色彩娇艳，人们对它十分警惕，还给它起了个可怕的名字——狼桃。"狼桃"在很长时间内只供观赏，没人敢品尝。但如今它早已是人们餐桌上的美味。西红柿含有丰富的胡萝卜素、维生素 C 和 B 族维生素，享有"天然维生素"的美称。

药典选录 ▼

"生津止渴，健胃消食，治口渴，食欲缺乏。"

——《陆川本草》

"清热解毒，凉血平肝。"

——《食物中药与便方》

🛑 **医生叮咛** ▶ 西红柿性寒，便溏泄泻者不宜多食。

西红柿治病偏方

1. 治眩晕偏方 >>>>>>>>>

西红柿 100 克，天麻 10 克。西红柿洗净绞汁，天麻水煎取浓汁，二汁兑匀温服。每日 2 次，每次 30 毫升。可治高血压引起的眩晕。（经验方）

2. 治高血压偏方 >>>>>>>>

西红柿250克。每日晨起空腹食用鲜西红柿。15日为一疗程。可降低高血压。(经验方)

3. 治脚癣偏方 >>>>>>>>

西红柿叶20克，西红柿汁10毫升。将西红柿叶洗净，捣汁，与西红柿汁混合均匀，涂患处，每日4～5次。可治脚癣。(经验方)

4. 治胃炎、胃溃疡偏方 >>>>>>>>

西红柿汁、土豆汁各100毫升。西红柿汁、土豆汁混合后服下，早晚各一次。本方健脾理气和中，对胃炎、胃溃疡有一定疗效。(经验方)

5. 治痔疮偏方 >>>>>>>>

西红柿30克，栀子20克，甘草10克。上述三味水煎温服，每日2次，每次100毫升。本方可治内外痔。(经验方)

6. 治感冒偏方 >>>>>>>>

西红柿400克，去籽西瓜瓤300克。将西红柿用开水泡一下，去皮。将两物分别用干净纱布包起来，绞挤汁液（或放入果汁机内榨取汁液），将等量的两种汁液混合，代茶饮，适量为度。本方用于退热，可治疗夏季风热夹湿感冒。(经验方)

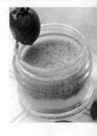

西红柿食疗方

■ 口角炎食疗方 >>>>>>>>>

口角炎俗称烂嘴。口角炎的病因主要有两种，一种是维生素B₂缺乏症，即由于缺乏营养素引起的；另一种是由于感染引起的，也叫传染性口炎，病原可以是链球菌，也可以是霉菌。西红柿的维生素含量丰富，其中维生素B₂能够消炎，而维生素C能够抗氧化。多喝新鲜的西红柿汁便能有效预防并治疗口角炎。

薏米莲子西红柿汤 ▼

配方：西红柿 100 克，薏米 20 克，莲子 20 克，葱 10 克，姜 5 克，料酒 10 毫升，植物油 50 毫升，味精 5 克，鸡蛋 1 个。

制法：（1）把薏米、莲子发透，莲子去心；西红柿洗净、去皮切成薄片；葱切段，姜切片。

（2）把薏米、莲子用武火煮熟，待用。

（3）把炒锅置中火上烧热，倒入植物油，烧至六成热时，打入鸡蛋，两面煎黄，加入清水 800 毫升，加入熟薏米、莲子，放入姜、葱和西红柿，加入料酒、味精，煮沸 5 分钟即成。

食法：每日 1 次，佐餐食用。

功效：健胃消食、生津止渴，适用于口角炎、口渴、轻度消化性溃疡等症。

■ 贫血食疗方 >>>>>>>>>>

　　红色的食物含有大量的血红素，而血红素的核心元素就是铁，人体如果缺乏铁元素，就会因无法合成血红素、红细胞数量太少而造成贫血。贫血是一种常见的疾病，确切地说贫血只是一种症状而不是具体的疾病，各种疾病都可以伴有贫血。建议平时多吃一些红色食品，如西红柿、红枣等含有丰富的维生素以及钙、铁等矿物质的食物。

西红柿牛腩 ▼

配方： 西红柿、牛腩各300克，青椒2个，八角1粒，葱1棵，蒜1瓣，姜1块，植物油100毫升，湿淀粉10克，生抽30毫升，精盐2克，白糖5克，胡椒粉适量。

制法： (1) 牛腩洗净切大块，用一汤匙半油拌匀，加入八角及适量清水（约5碗），中火煮约1小时，至汁液余约2/3杯（留用）。

(2) 西红柿切角块，青椒去子切大块，葱切段，蒜拍裂，姜切片。

(3) 炒锅上火倒油烧热，下青椒略炒即取出，再下葱、

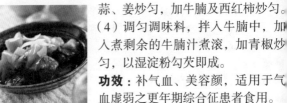

蒜、姜炒匀，加牛腩及西红柿炒匀。

(4) 调匀调味料，拌入牛腩中，加入煮剩余的牛腩汁煮滚，加青椒炒匀，以湿淀粉勾芡即成。

功效： 补气血、美容颜，适用于气血虚弱之更年期综合征患者食用。

白萝卜

白萝卜为十字花科植物莱菔的新鲜肥大根，又称萝白、萝卜、莱根。我国是白萝卜的故乡，栽培食用历史悠久，早在《诗经》中就有关于白萝卜的记载。

药典选录 ▼

"行风气，去邪热气。"

——《食性本草》

"治咳嗽失音，咽喉诸病。"

——《随息居饮食谱》

🉐 **医生叮咛** ▶ 宜与紫菜、豆腐、金针菇、猪肉同食。

白萝卜治病偏方

1. 治高血压偏方 >>>>>>>>>

白萝卜 750 克，荸荠 500 克，蜂蜜50 毫升。前二味切碎捣烂，置消毒纱布中拧汁，去渣，加入蜂蜜，1 日内分 2～3次服完。治原发性高血压。（经验方）

2. 治痢疾偏方 >>>>>>>>>

白萝卜 60 克，姜汁 15 毫升，蜂蜜 30 毫升，茶叶适量。茶叶先用沸水冲泡浓茶 1 杯。白萝卜绞汁，

与姜汁、蜂蜜、浓茶一起搅拌均匀，放入锅中蒸煮，1次服完。主治细菌性痢疾。（经验方）

3. 治伤寒偏方 >>>>>>>>>>

白萝卜、老姜、连须葱各等份。上物共捣烂，分2份入锅炒热，布包，置脐部轮流热敷，连用3～5次，待头脚有汗为度。用于伤寒愈后复发。（经验方）

4. 治肝炎偏方 >>>>>>>>>>

白萝卜250克。将白萝卜洗净，用绞汁机绞汁。每日1次，饮服。本方解毒疏肝、利气散瘀，主治气滞血瘀型慢性肝炎。（经验方）

5. 治支气管炎偏方 >>>>>>>>>>

白萝卜子20克，粳米50克。白萝卜子水研，滤过去渣取汁100毫升，加入粳米，再加水500毫升，煮粥。每日早晚各服1次。健脾养胃、祛痰止咳，主治支气管炎，症见咳嗽痰多、痰白而黏、胸脘胀闷等。（经验方）

6. 治痈疮偏方 >>>>>>>>>>

白萝卜100克，茶叶5克，盐适量。白萝卜洗净切片，加盐水煮烂，掺入茶叶，每日服2次。主治痈疮、痱子、疖肿等肿毒。（经验方）

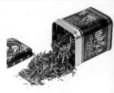

7. 治鼻出血偏方 >>>>>>>>>

（1）白萝卜500克，荸荠、莲藕各300克。上三味分别洗净切片，水煎服，每日1剂，连服3～4剂。本方清泄肺热、安络止血，主治肺热引起的鼻出血。(《湖南药物杂志》)

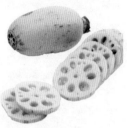

（2）白萝卜250克，白糖少许。将白萝卜洗净切碎绞汁，白糖调服。每日3次，每次服50毫升，连服数剂。清胃泻热、凉血止血，主治胃热引起的鼻出血。(《常见病饮食疗法》)

8. 治小儿感冒偏方 >>>>>>>>>

（1）白萝卜250克，红糖50克。将白萝卜洗净切片，加300毫升水，煎至200毫升，去渣，加入红糖搅匀。趁热喝1杯，半小时后再温服1杯。本方疏风散寒，主治小儿风寒感冒。(经验方)

（2）白萝卜200克，姜50克，葱25克，酒20毫升。前三物共捣烂，炒热后用酒调匀，白布包裹，熨于前胸后背，冷则再换。主治小儿流感，症见咳嗽、气喘、胸闷等。(经验方)

9. 治流行性乙型脑炎偏方 >>>>>>>>>

白萝卜250克，橄榄5枚。上二味洗净煎汤，当茶饮。(经验方)

白萝卜食疗方

■ 治消化道肿瘤食疗方 >>>>>>>>>

消化不良是一个笼统的术语，包括与进食有关的多种胃肠道异常情况，不过通常人们所说的消化不良主要是指腹痛、腹胀或食积不化，一般情况下都可以选择能够理气顺气、帮助消化的食物进行家庭食疗。白萝卜中丰富的芥子油能促进胃肠蠕动，增进食欲，帮助消化；白萝卜还含有消化酶，能促进胃肠蠕动，增进食欲，帮助消化，对于预防消化道癌肿也有很大帮助。

红梅白萝卜团 ▼

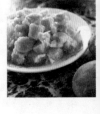

配方： 大白萝卜100克，香菇、冬笋各50克，鸡蛋1个，盐2克，味精5克，香油5毫升，淀粉10克，面粉15克，植物油30毫升，西红柿酱20克。

制法：（1）白萝卜洗净切成细丝，下沸水焯，置凉水中浸泡，捞出挤干水分，放在小盆内备用。

（2）香菇、冬笋洗净切成末，与白萝卜丝一起，加盐、味精、香油调料拌均匀，做成白萝卜球；鸡蛋磕入碗内，放淀粉、面粉拌匀备用。

（3）炒锅放油，烧热后用白萝卜球蘸鸡蛋糊，下油锅后下西红柿酱煮片刻，即可食用。此肴制作精巧，味道鲜美。

功效：本方具有养益脾胃、化痰止咳的功效，常食可治疗疾热、肺热咳嗽、胃热、脾胃不和等病症。

■ 减少脂肪沉积、防治肥胖食疗方 >>>>>>>>>

　　中老年肥胖者中至少有一半患脂肪肝，脂肪肝与身体脂肪分布有关，腹部皮下脂肪的厚度可以作为预测脂肪肝的良好指标。白萝卜所含的淀粉酶、氧化酶能分解食物中的淀粉和脂肪，促进脂肪的代谢，防止肥胖。另外，白萝卜中的胆碱物质也可以减少皮下脂肪沉积，防治肥胖症。

泽泻煮白萝卜 ▼

配方：白萝卜30克，泽泻15克，料酒10毫升，姜5克，葱15克，盐2克，鸡精3克，鸡油35毫升。

制法：（1）泽泻研成细末；白萝卜去皮，切成4厘米见方的块；姜切片，葱切段。

（2）将泽泻、白萝卜、料酒、姜、葱同放锅内，加水800毫升，置武火上烧沸，再用文火煮30分钟，加入盐、鸡精、鸡油即成。

食法：每日1次，佐餐食用。

功效：渗湿利水、健胃消食、祛脂减肥，适用于食积胀满、肺热吐血、肥胖等症。

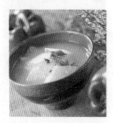

■ 通利小便食疗方 >>>>>>>>>>

小便不利，就其病性来说，有虚实寒热之分，从其症状而论，有小便次数的多寡、尿量的多少及排尿困难与否之别。可见凡是小便排出异常，或频数，或尿少，或排尿困难等，皆可以小便不利名之。

白萝卜含水分91.7%，还含有维生素、钙、磷、碳水化合物及少量的蛋白质、铁，具有清热生津、益肾利水、疏肝理气的功效，对小便的通畅十分有利。

红椒丝拌白萝卜 ▼

配方：白萝卜250克，干红椒2个，盐2克，味精2克，白糖15克，醋10毫升。

制法：（1）白萝卜洗净，纵向剖开，然后切成薄片，放碗内加盐拌匀，至白萝卜片柔软后，放凉开水中洗一下，挤干水分放盘内。

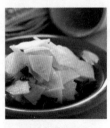

（2）干红椒放水中泡软后去蒂、去子，洗净，切成细丝，放白萝卜片上。

（3）加醋、白糖、味精拌匀，腌渍10分钟即可食用。

功效：健脾开胃、通利二便。适用于肠燥便秘、小便不利等症。

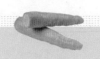

胡萝卜

huluobo

胡萝卜为伞形科植物胡萝卜的根，又称红萝卜、黄萝卜、番萝卜、丁香萝卜、小人参、菜人参。胡萝卜对人体具有多方面的保健功能，有延年益寿之功效，因此被誉为"黄人参"。

药典选录 ▼

"下气补中，利胸膈肠胃，安五脏，令人健食。"
——《本草纲目》

"治水痘，百日咳，小儿发热。"
——《岭南采药录》

👮 **医生叮咛** ▶ 多食易胃灼热。

胡萝卜治病偏方

1. 治高脂血症偏方 >>>>>>>>>

胡萝卜120克，绿豆100克，大藕3节，白糖30克。绿豆用水泡半日，胡萝卜捣泥，二物加适量白糖调匀。在靠近藕节的一端用刀切下，将调匀的绿豆萝卜泥塞入藕洞内，塞满塞实为止。再将切下的部分盖好，用竹签插牢，上锅加水蒸熟，当点心吃。经常食用可降低血脂、软化血管，主治高脂血症。（经验方）

2. 治眼角膜软化症偏方 >>>>>>>>>

　　胡萝卜100克，鸡蛋2个。先将胡萝卜切片放入锅中加清水煮沸。鸡蛋去壳，放入煮熟，食时调味，饮汤吃蛋。每日1次，7日为1疗程。可治疗眼角膜软化症。（经验方）

3. 治荨麻疹偏方 >>>>>>>>>

　　胡萝卜、竹笋各50克，黄花菜15克，银花10克。胡萝卜、竹笋洗净切丝，与黄花菜同炒。待起锅后，拌入鲜银花即可。做佐餐食品。本方有清热凉血之功，适用于荨麻疹。（经验方）

4. 治消化不良偏方 >>>>>>>>>

　　胡萝卜250克，淮山药20～30克，鸡内金10～15克，红糖少许。胡萝卜洗净，切块，与淮山药、鸡内金同煮，30分钟后加入少许红糖，饮汤食胡萝卜。可治脾胃气虚所致的纳少、消化不良等病症。（经验方）

5. 治小儿营养不良偏方 >>>>>>>>>

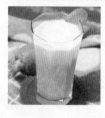

　　胡萝卜250克。将胡萝卜洗净，煮熟、煎汤或绞汁服。每日饭后服食，每次150～500克，连服数日。本方可治小儿营养不良。（经验方）

胡萝卜食疗方

■ 眼干燥症食疗方 >>>>>>>>>

　　眼睛怕光、眼睛上皮组织萎缩角化、泪腺阻塞、泪液无法分泌，使眼睛因缺泪液而致结膜、角膜干燥，特称"眼干燥症"。有人同时伴有或单独出现夜间视力减退，俗称"夜盲眼"，医称为"夜盲症"。胡萝卜中富含的维生素A和维生素C是眼睛健康所不可缺少的营养成分，而胡萝卜素进入人体后也可转化生成维生素A。因此经常食用胡萝卜，可调节视网膜感光物质的合成，缓解视疲劳，预防眼干燥症和夜盲症的发生。

鸡肝胡萝卜汤 ▼

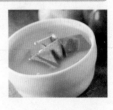

配方：鸡肝50克，胡萝卜200克，盐3克。

制法：（1）将胡萝卜洗净切片，放入清水锅内煮沸。

（2）投入洗净的鸡肝，煮熟以盐调味即成。

功效：补肝益肾、养血明目，防治夜盲症、眼干燥症。

■ 改善消化系统食疗方 >>>>>>>>>

　　肠道可以迅速排出毒素，但如果消化不良，会造成毒素停留在肠道，被重新吸收，给健康造成巨大危害。

胡萝卜含有的大量果胶可以与有毒物质结合，有效降低血液中毒素的浓度，加速其排出。每天进食一些胡萝卜，可以刺激胃肠的血液循环，改善消化系统，抵抗导致疾病、老化的自由基。

蜜饯胡萝卜粥 ▼

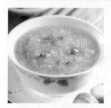

配方：粳米 100 克，蜜饯 50 克，胡萝卜 2 根，冰糖 15 克，冷水适量。

制法：（1）粳米淘洗干净，用冷水浸泡半小时，捞出，沥干水分。
（2）胡萝卜洗净，加冷水用榨汁机打碎，制成蓉、汁。
（3）锅中加水约 1000 毫升，将粳米放入，先用旺火烧沸，转小火熬煮成粥。
（4）粥中加胡萝卜蓉、汁，用旺火烧沸，再加入蜜饯及冰糖，转小火慢煮 20 分钟至粥黏稠，即可盛起食用。

功效：消除胀气、改善消化不良、调理肠胃不适。

■ 皮肤干燥老化食疗方 >>>>>>>>>

皮肤的表面由皮脂膜构成，可帮助肌肤维持适当的水分。一旦皮脂的分泌减少，就无法满足制造皮脂膜的需要，皮肤就会变得干燥。年龄增长是导致皮肤干燥、老化的另一个原因，因为脂质水平会随着岁月的流逝而逐渐下降，特别是当绝经后雌性激素水平降低。现代医学研究证实，胡萝卜除具有美容作用的维

生素 B_1、维生素 B_2 外，还含有丰富的胡萝卜素，它在人体内可以很快转化为维生素 A，能调整皮脂分泌，润滑皮肤，防止皮肤老化。

胡萝卜炒蘑菇 ▼

配方：胡萝卜 250 克，蘑菇 100 克，黄豆、西蓝花各 30 克，色拉油 50 毫升，精盐 2 克，味精 2 克，白糖 1 克。

制法：（1）胡萝卜去皮切成小块，蘑菇切片，黄豆泡透蒸熟，西蓝花改成小颗。

（2）烧锅下油，放入胡萝卜、蘑菇翻炒数次，加入少许清水，用中火煮至胡萝卜块软烂时，下入泡透的黄豆、西蓝花，调入盐、味精、白糖，煮透即可。

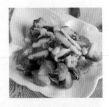

功效：润肠通便、美容润肤，适用于皮肤干燥、容颜憔悴、皱纹密布、便秘等症。

芦荟菠萝胡萝卜苹果汁 ▼

配方：芦荟 1 段，菠萝半个，苹果 1 个，胡萝卜 1 根，白糖 10 克，凉开水 50 克。

制法：（1）芦荟、菠萝均切成小块；苹果洗净后去核去皮，切成小块；胡萝卜洗净，切成条状。

（2）将上述蔬果放进榨汁机中，榨取汁液。

（3）将蔬果汁倒入杯中，冲入凉开水，加入白糖调匀，直接饮用即可。

功效：润肠通便、排毒养颜。

香菇

xianggu

香菇为菌科植物香菇的子实体，又称香蕈、花菇、香信、香苗、香菰、冬菰等。从食用菌角度看，香菇是世界上最著名的食用菌之一，享有"食用菌皇后"之称。日本把香菇誉为"植物性食物的顶峰"。

药典选录 ▼

"益气，不饥，治风破血。"

——《日用本草》

"大能益胃助食，及理小便不禁。"

——《本草求真》

🛡 **医生叮咛** ▶ 患有顽固性皮肤瘙痒症者忌食。

香菇治病偏方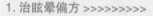

1. 治眩晕偏方 >>>>>>>>>

香菇 30 克，黑木耳 10 克，盐、味精各适量。香菇洗净，黑木耳放于水中发好洗净。二者放于热油锅中炒熟，放适量盐、味精即成。本方凉血止血，可降低血液黏稠度，能治疗头晕眼花、少食多寐等症。（经验方）

2. 治神经衰弱偏方 >>>>>>>>>

干香菇 20 克，茯苓 10 克，粳米 50 克。将香菇用凉水发好，切碎；茯苓焙干研末；二物与适量粳米一起煮粥。可治疗神经衰弱、眩晕、心跳等症，还可利尿消肿、补脾止泻。（经验方）

3. 治失眠偏方 >>>>>>>>>

香菇50克，猪瘦肉末50克，香油、盐和麦片各适量。先将香菇、猪瘦肉末入沸麦片粥中煮熟，再加盐、香油即可食用。每2日吃1次，常食可有安神健脑作用。（经验方）

4. 治小儿佝偻病偏方 >>>>>>>>>

香菇100克，排骨100克，盐适量。香菇撕碎，与排骨共炖汤，加盐调味，喝汤吃香菇。可治疗佝偻病及小儿缺钙。（经验方）

5. 治高血压偏方 >>>>>>>>>

香菇80克，芹菜段50克，植物油少许。将香菇与芹菜段下油锅炒至熟，长期食用，对高血压有一定疗效。

6. 治肾炎偏方 >>>>>>>>>

（1）干香菇、冰糖各适量。每天取200克左右干香菇，水发后洗净，去蒂，加冰糖适量共炖，温服。辅助治疗急慢性肾炎。（经验方）

（2）干香菇10克，盐少许。干香菇水发后洗净，加少许盐焖熟。每日1次。可辅助治疗急慢性肾炎。（经验方）

香菇食疗方

■ 防癌抗癌食疗方 >>>>>>>>>>

　　任何可以直接或间接抑制细胞增生、癌变、癌浸润或癌转移的基因，都可称为抑癌基因。抑癌基因丢失、变异或失活时，细胞的原癌基因或肿瘤病毒基因的增殖将失去抑制，结果细胞将呈恶性生长。香菇中含有的香菇多糖，能使人体内的抑癌免疫细胞活力提高。

香菇肉片 ▼

配方：水发香菇 50 克，猪里脊肉 25 克，笋片 25 克，鸡蛋清 1 个，盐、味精、湿淀粉、料酒、鸡汤、猪油、香油各适量。

制法：（1）将香菇去杂洗净，挤去水分；猪里脊肉切片，漂净血水，捞出沥干，放入碗中，加盐、蛋清、湿淀粉搅匀浆好。

（2）炒锅放油烧至四成热，放入浆好的肉片，用筷子划散至熟，出锅沥油。

（3）炒锅留少量底油，加鸡汤、香菇、笋片、味精、料酒，煮沸后改小火烧至肉片入味，用湿淀粉勾芡，淋入香油，颠炒两次即成。

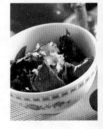

功效：补气养血、滋阴润燥、化痰去毒，适用于病后体虚、气血不足、咳嗽、气喘及癌症患者。

头晕为高血压最常见的症状。头晕使头部有持续性的沉闷不适感，严重的会妨碍思考、影响工作，对周围事物失去兴趣。出现高血压危象或椎基底动脉供血不足时，可出现与内耳眩晕症相类似的症状。常食香菇对治疗动脉硬化、糖尿病、高血压、肝硬化病等病症及防治感冒、各种黏膜及皮肤炎症有一定效果。

芥蓝腰果香菇 ▼

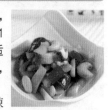

配方：香菇 10 朵，芥蓝 300 克，腰果 50 克，红辣椒少许，精盐 1克，味精 2 克，鸡精少许，白糖适量，色拉油 50 毫升，湿淀粉适量，蒜片少许。

制法：（1）将芥蓝取茎切段，红辣椒切小段。

（2）将芥蓝、香菇分别焯水；腰果炸熟。

（3）净锅入底油，将原料倒入锅中翻炒调味，勾芡，淋上明油即成。

功效：润肺、止咳、滑肠、通便、养颜，降血压效果明显。

清蒸香菇 ▼

配方：干香菇 100 克，盐、白糖、味精、料酒、鸡油、鸡汤各适量。

制法：香菇用温水浸泡，泡发后去杂质洗净捞出挤干，排放在砂锅中，加鸡汤、澄清的香菇浸泡水、盐、味精、白糖、料酒，上笼蒸 40 分钟左右取出，淋上鸡油即成。

功效：补气益胃、降压降脂，可作为高血压、高脂血症等症的辅助食疗菜肴，可长期食用。

■ 小儿佝偻病及老年骨质疏松症食疗方 >>>>>>>>

佝偻病俗称软骨病，多发生在 2 岁以下的婴幼儿身上。其原因是维生素 D 不足引起全身性钙、磷代谢失常和骨骼改变。香菇其蛋白质由 18 种氨基酸组成，其中有 7 种为人体必需氨基酸，占氨基酸总量的 35.9%。常食可增强人体抵抗力，并有助于儿童骨骼和牙齿的成长，有利于防止老年人患骨质疏松症。

香菇炒菜花 ▼

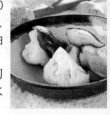

配方：水发香菇 150 克，菜花 100 克，淀粉 10 克，鸡油 10 毫升，盐、味精、葱段、姜片各少许，植物油 15 毫升，鸡汤 200 毫升。

制法：（1）香菇洗净，大个的一切两半；菜花洗净切成小块，用开水焯透。

（2）植物油入锅烧热，先放葱段、姜片煸出香味，再放入盐、鸡汤、味精，烧沸后将葱姜捞出，再将菜花、香菇分别码入锅内，用文火烧入味后，淋上淀粉、鸡油即成。

功效：利肠胃、开胸膈、壮筋骨。

黑木耳

黑木耳是生长在朽木上的一种胶质食用菌，因其颜色淡褐、形似人耳而得名。黑木耳的别名很多，如木耳、黑菜、桑耳、木蛾、木菌、木丝、树鸡、云耳、耳子、光木耳、榆耳等；种类也很多，目前人工栽培的种类主要有光木耳和毛木耳。

药典选录 ▼

"治肠癖下血，又凉血。"

——《日用本草》

"润燥利肠。"

——《药性切用》

👨 **医生叮咛** ▶ 慢性肠炎患者不宜食用。

黑木耳治病偏方

1. 治高脂血症偏方 >>>>>>>>>

（1）黑木耳 30 克，红枣 5 颗，粳米 100 克。将黑木耳用温水浸泡 1 小时后洗净，与粳米、红枣同煮成粥。每日早晚温热食用。适用于脾胃气虚之便血，症见血色紫黯或黑便、脘腹不舒、头晕目眩等。（经验方）

（2）黑木耳 25 克，黄花菜 20 克，血余炭（头发灰）5 克。先将黄花菜、黑木耳加 700 毫升水，煎成 300 毫升，然后冲入血余炭，吃菜饮汤。清热养血、利水消肿。适用于大便出血等症。（经验方）

2.治月经血量大偏方 >>>>>>>>>

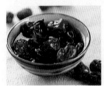

水发黑木耳 50 克，红枣 5 颗，白糖适量。上述三味同入砂锅中，注入清水煎煮，至红枣、木耳熟透，即可饮食。可治疗妇女月经血量大和贫血等症。（经验方）

3.治眩晕偏方 >>>>>>>>>

黑木耳 100 克，豆腐半块，调料适量。先将黑木耳洗净放水中发好，豆腐切成小块。取发好的黑木耳下油锅炒，再下豆腐，放适量调料即可食用。主治头晕、眼目昏花、健忘失眠等。（经验方）

4.治流行性腮腺炎偏方 >>>>>>>>>

黑木耳 20 克，鸡蛋 1 个。将鸡蛋打入碗内搅匀，木耳晒干研末，共调拌匀，一日分 3 次服。（《偏方大全》）

5.治痔疮偏方 >>>>>>>>>

黑木耳（干品）30 克。黑木耳用开水泡软，每日清晨空腹炖食，10 日为 1 疗程。本方治内、外痔皆有效。（经验方）

黑木耳食疗方

■ 便秘及痔疮出血食疗方 >>>>>>>>>>>

　　痔疮是肛门附近静脉发生曲张，血管肿胀，而形成的一个或数个静脉团或痔核。一般是因为持续便秘或经常久坐不动，以致大肠蠕动较慢，令流向心脏的血液未能顺利回流。另外，若饮食倾向多肉少菜、纤维不足及过于肥腻，也会导致发病。黑木耳含有的植物胶质对消化系统有清泻作用，能清除肠胃中积败食物，缓解便秘、痔疮带来的不适。

水发木耳拌生菜 ▼

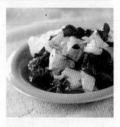

配方：水发木耳 15 克，生菜 400 克，干红椒 2 个，姜 6 克，盐 5 克，白糖 15 克，醋 7 毫升，香油 15 毫升，味精 1 克。

制法：（1）生菜择洗干净，切成 3 厘米长的段，放入盆内，加入盐拌匀，稍腌一下，挤去水分后放入盘中，加入醋、白糖、味精拌匀。

（2）水发木耳切成丝，放开水中稍焯；干红椒去蒂、子，用温水泡软切成细丝；姜去皮，洗净切成细丝。

（3）将干红椒丝、水发木耳丝及姜丝放在生菜上，淋入香油，拌匀即可食用。

功效：清热除烦、生津止渴、解热利水、润肠通便。

■ 促进异物和结石的排出食疗方 >>>>>>>>>>

　　黑木耳中的胶质可把残留在人体消化系统内的灰尘、杂质吸附集中起来排出体外，从而起到清胃涤肠的作用。同时，它还能帮助消化纤维类物质，对无意中吃下的难以消化的头发、谷壳、木渣、沙子、金属屑等异物有促进排出作用。

　　黑木耳中的发酵素与植物碱，可刺激腺体分泌，湿润管道，促进结石排出；同时黑木耳中含有的矿物质可与结石中的化学成分发生反应，剥蚀结石，使结石变小，从而加快结石排出体外的速度，对胆结石、肾结石等内源性异物有比较显著的化解功能。

丝瓜木耳汤 ▼

配方：黑木耳（水发）30 克，丝瓜 250 克，白芷 15 克，料酒 10 毫升，姜 5 克，葱 10 克，盐 3 克，味精 2 克，胡椒粉 2 克，香油 20 毫升。

制法：（1）丝瓜去皮，切 3 厘米见方的片；黑木耳洗净；白芷润透，切片；姜切片，葱切段。

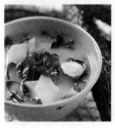

（2）将丝瓜、黑木耳、白芷、姜、葱、料酒一同放入炖锅内，加水 1800 毫升，用旺火烧沸，再用小火炖煮 30 分钟，加入盐、味精、胡椒粉、香油即成。

功效：防治高血压、高脂血症、动脉硬化等症。

银耳

　　银耳为银耳科植物银耳的子实体，又称白木耳、白耳子、雪耳等，以其色白如银，形如人耳故名。约在3000多年前，我国人民就开始食用银耳，到了公元6世纪初，陶弘景在《名医别录》一书中叙述了银耳的药用功效。清代以前，银耳是一种野生稀有的珍贵菌类。它生长在深山峡谷、森林茂密的地方。由于这种野生天然银耳产量极低，而且稀少，营养价值高，常被封建统治者视为"长生不老药"，被许多地方官吏作为"贡品"。

药典选录 ▼

"润肺滋阴。"

——《本草再新》

"治口干肺痿，痰郁咳逆。"

——《本草问答》

🔲 **医生叮咛** ▶ 外感风寒者忌用。

银耳治病偏方

1. 治糖尿病偏方 >>>>>>>>>

　　水发银耳50克，菠菜（留根）30克，味精、盐少许。将菠菜洗净，银耳泡发煮烂，放入菠菜、盐、

味精煮成汤。滋阴润燥、生津止渴，适用于脾胃阴虚为主的糖尿病。（经验方）

2. 治眩晕偏方 >>>>>>>>>

银耳15克，枸杞子、干贝各10克。银耳、干贝洗净发好，三物放于锅中，加入鲜汤及调料，炖煮成羹，即可食用。本方养阴护肝，主治肝肾不足所致眩晕。（经验方）

3. 治慢性支气管炎偏方 >>>>>>>>>

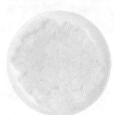

水发银耳20克，油菜叶末5克，冰糖适量。将银耳、冰糖同放入瓦罐中炖熟，再将用沸水冲泡后的油菜叶末和水倒入大碗内，加入炖熟的银耳和汤汁，即可食用。此方可治疗慢性支气管炎。（经验方）

4. 治咽喉炎偏方 >>>>>>>>>

银耳20克，冰糖少许。将银耳用水泡开后烧煮，加冰糖饮汁，每日早、晚各1次。可治慢性咽喉炎，也可辅助治疗老年慢性支气管炎等疾病。（经验方）

5. 治月经量多偏方 >>>>>>>>>

银耳15克，紫珠草10克，旱莲草12克。上述三味用水煎服，每日1剂，每剂煎2次，上下午各服1次。可治疗妇女月经量多、烦躁不眠症。（经验方）

银耳食疗方

■ 抵抗肿瘤、减轻化疗反应食疗方 >>>>>>>>>

　　化疗是指用抗癌药物治疗肿瘤的一种方法；放疗是使用各种放射线来抑制或杀灭肿瘤细胞。化疗与放疗最常见的毒副作用有消化道反应，如口干、食欲减退、恶心、呕吐、腹痛或腹泻等。银耳中所含丰富的硒元素，可以提高人体对肿瘤的抵抗力，还能增强肿瘤患者对放疗、化疗的耐受力。动物实验证明，银耳多糖能提高机体对原子能辐射的防护能力，提高人体抗低氧的能力，可以减轻放疗、化疗反应，使受害造血系统恢复功能，减少放射性死亡率。

黄豆银耳鲫鱼汤 ▼

配方：银耳 19 克，黄豆 75 克，白果 3 克，鲫鱼 1 条，姜 2 片，盐适量。

制法：（1）黄豆洗干净；白果去壳、衣心，清洗干净；银耳用水浸 20 分钟，冲洗干净，然后剪碎。

（2）鲫鱼去鳞、内脏，清洗干净，用油把鲫鱼略煎，盛起。

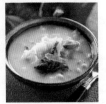

（3）烧沸适量水，下黄豆、白果、银耳、鲫鱼和姜片，水沸后改文火煲约 90 分钟，下盐调味即成。

功效：可提高人体对肿瘤的抵抗力。

■ 慢性肾炎食疗方 >>>>>>>>>>

　　慢性肾炎对肾功能的损害呈慢性进行性损害，肾功能因感染、劳累、血压增高或肾毒性药物而发生急剧恶化，但只要及时去除诱因后，肾功能便可逐渐恢复。银耳营养丰富，能够及时补充机体所需营养物质，强化肾功能，对慢性肾炎有一定疗效。银耳中的酸性多糖类化合物，能有效地增强机体对外来入侵致病菌的抑制和杀伤能力，增强机体的免疫力。

鸭蓉银耳 ▼

配方：银耳 100 克，鸭脯肉 200 克，香菇 10 克，熟鸡蛋黄末 20 克，鸡蛋清 60 克，料酒 25 毫升，盐 2 克，味精 2 克，姜水 10 毫升，葱姜油 15 毫升，湿淀粉 20 克，鸭油少许，清汤 500 毫升。

制法：（1）将银耳用水泡开，去掉根部，洗净，放入清水中浸泡，再用开水焯一下，捞出控净水。

（2）将鸭脯肉剁成细泥，放入碗中，加入姜水、鸡蛋清、盐、味精、湿淀粉，用筷子向一个方向搅拌均匀，成鸭蓉。

（3）用 20 个汤匙，抹上鸭油，将鸭蓉放在汤勺内，再将银耳分别镶在鸭蓉中间，在银耳旁放上鸡蛋黄末，上屉蒸 5 分钟左右，从汤匙上将鸭蓉银耳取下，码在盘中。

（4）汤勺上火，加入清汤、料酒、盐、味精、香菇略烧，撇去浮沫后随即捞出香菇，摆在鸭蓉银耳周围。然后往汤勺里重新注入清汤，加入料酒、盐、味精，调好味，用水淀粉勾芡，淋上葱姜油，浇在银耳、香菇上即成。

功效：增强抗病能力，治疗慢性肾炎。

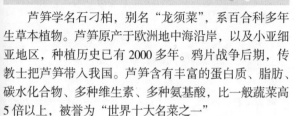

芦笋

芦笋学名石刁柏，别名"龙须菜"，系百合科多年生草本植物。芦笋原产于欧洲地中海沿岸，以及小亚细亚地区，种植历史已有2000多年。鸦片战争后期，传教士把芦笋带入我国。芦笋含有丰富的蛋白质、脂肪、碳水化合物、多种维生素、多种氨基酸，比一般蔬菜高5倍以上，被誉为"世界十大名菜之一"

药典选录 ▼

"治瘿结热气，利小便。"

——《本草纲目》

"去内热。"

——《本草求原》

> 🛡 **医生叮咛** ▶ 芦笋中的叶酸很容易被破坏，所以若用来补充叶酸应避免高温长时间烹煮，最好用微波炉小功率热熟。

芦笋治病偏方

1. 治小便不畅偏方 >>>>>>>>

芦笋100克，大米50克。将芦笋择洗干净，切细。大米淘净，放入锅中，加清水适量煮粥，待熟时调入芦笋，再煮一两沸即成。或将鲜芦笋榨汁，待粥熟时调入粥中，再煮一两沸服食。每日1剂，连续3～5日。可清热解毒，适用于热病口渴、小便不畅、淋漓涩痛等。（经验方）

2. 治高血压偏方 >>>>>>>>>

（1）芦笋100克，粳米50克。同煮粥，适当调味。可治高血压、肥胖，常食有效。（经验方）

（2）芦笋100克，绿茶3克。将芦笋洗净，切碎，与绿茶同入砂锅，加水500毫升，煮沸10分钟后，去渣留汁。代茶频饮，当日服完。清肝降压、平肝明目，适用于临界高血压，对兼有眼结膜充血者尤为适宜。（经验方）

3. 治失眠偏方 >>>>>>>>>

芦笋250克，百合10克，高汤适量。将芦笋去皮，与发好的百合放入锅内加高汤煮沸2分钟，捞出即可。本方具有清心安神、润肺止咳、益气健脾的功效，主治失眠。（经验方）

4. 治小便短黄偏方 >>>>>>>>>

芦笋、竹笋各100克，绿豆芽80克，盐、植物油、味精各适量。将二笋洗净，切丝，加少许盐腌片刻，豆芽择洗干净，与二笋同置热油锅中爆炒片刻，而后加盐、味精，熘匀即成。每日1剂。可清热利湿，适用于脾胃湿热、大便溏薄、小便短黄、肢体重困等。（经验方）

芦笋食疗方

■ 癌症食疗方 >>>>>>>>>>

　　近来科学研究证明，自由基和人类多种疾病均有着密切的关系，如癌症。自由基能作用于脂质产生过氧化脂质，而这些过氧化脂质能使DNA正常序列发生改变，引起基因突变，导致细胞恶性突变，产生肿瘤。一些致癌物也是通过在体内代谢活化形成自由基，并攻击DNA而致癌的。芦笋中含有丰富的谷胱甘肽，可以去除体内产生的活性氧和过氧化脂质，也可以抵抗癌细胞的成长。除谷胱甘肽外，医学上还发现芦笋含有许多其他抗癌成分，对改善淋巴癌、乳腺癌、膀胱癌和白血病都十分有效。目前在我国，芦笋是很受欢迎的抗癌食品。

芦笋豆腐干 ▼

配方：芦笋300克，豆腐干80克，口蘑（干品）30克，鸡汤100毫升，盐、味精各适量。

制法：（1）芦笋用开水焯，漂除异味；豆腐干蒸软；口蘑用温水发泡好，洗净。

（2）将芦笋、口蘑、豆腐干均切成细条状，按三丝相间花色摆于扣碗内，注入鸡汤，下盐，加盖，上旺火，蒸约30分钟，出锅时加味精，倒扣入盘中即成。

功效：本方对各种癌症病人及高血压、糖尿病、肝硬化、肝炎等患者均有辅助治疗作用。

■ 祛病健身、提高免疫力食疗方 >>>>>>>>>

　　人体摄入的营养成分与机体的免疫系统的功能状态具有非常密切的关系。比如，缺乏蛋白质就会导致人体瘦弱和免疫力下降。芦笋中含有的天门冬氨酸属于人体必需的氨基酸的一种，除有促进新陈代谢、消除疲劳等功能外，更可以提高免疫力。

芦笋爆鸡丁 ▼

配方：芦笋75克，鸡肉300克，葱末、姜丝各5克，鸡蛋1个，甜面酱50克，白糖25克，酱油、料酒各25毫升，干淀粉10克，湿淀粉15克，香油5毫升，精盐1克，色拉油500毫升（约耗100毫升）。

制法：（1）鸡肉切丁，用盐、蛋清、干淀粉浆起，加香油拌匀。取芦笋50克洗净切丁备用，余下切片焯至八成熟。

（2）锅烧热，入油，放入鸡丁，至变色时倒入漏勺沥油。

（3）炒锅再上火，放油50毫升，放入笋丁、葱末、姜丝，煸出香味，加料酒、酱油、甜面酱、白糖，用湿淀粉勾芡，倒入鸡丁、笋片，翻炒几下，淋上香油即可。

功效：祛病健身，提高免疫力。

■ 酒精性脂肪肝食疗方 >>>>>>>>>

　　酒精性脂肪肝是在乙醇的作用下，使脂类在肝脏过度蓄积引起的一种肝脏损伤性疾病。芦笋中含有的谷胱甘肽还可以保护肝脏，抑制酒精侵害肝脏，有效预防酒精性脂肪肝。谷胱甘肽不但能抑制酒精侵害人体，也能与进入人体的有毒化合物、重金属离子或致癌物质等相结合，并促进其排出体外，起到中和解毒作用。

芦笋百合炒明虾 ▼

配方：芦笋 200 克，百合 200 克，大虾 100 克，精盐 2 克，味精 2 克，湿淀粉 15 克，白糖适量，色拉油 30 毫升，葱花、蒜片各少许。

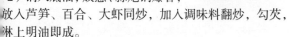

制法：（1）将芦笋切段；百合洗净；大虾去头、焯水。

（2）锅入底油，放葱、蒜炝锅爆香，放入芦笋、百合、大虾同炒，加入调味料翻炒，勾芡，淋上明油即成。

功效：排毒解毒、预防酒精性脂肪肝。

■ 糖尿病食疗方 >>>>>>>>>

　　糖尿病患者的微血管管径不匀，管祥模糊，畸形增多，可能出现微血管瘤和白色小微栓；红细胞聚集，血流变慢、停滞，所以糖尿病患者又是一个微循环障碍的患者。临床试验证明，改善微循环为治疗糖尿病提供了一个新的有效方法。

芦丁具有极强的抗氧化性，能有力地对付自由基，有效地降低血脂、维持正常的微循环，具有恢复肾脏功能和利尿作用，能够改善膀胱炎，并且能够治疗糖尿病。同时，芦笋中铬的含量很高，这种微量元素可以调解血液中脂肪与糖分的浓度，对治疗糖尿病有益。

芦笋鸡丝汤 ▼

配方：芦笋50克，鸡脯肉100克，金针菇50克，豆苗50克，鸡蛋清2个，鸡汤1000毫升，水淀粉15克，盐、味精、植物油、香油各适量。

制法：（1）先将鸡脯肉切成2厘米长的丝，用水淀粉、鸡蛋清、盐拌腌半小时；芦笋洗净去皮，切成长段；金针菇去沙根，冲洗干净；豆苗择取嫩心，洗净。

（2）鸡肉丝先用开水烫熟，见肉丝散开即捞出沥干水分。

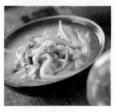

（3）鸡汤入锅，加鸡肉丝、芦笋、金针菇同煮，待滚起加盐、味精、豆苗，开锅后淋入香油即可。

功效：清热解毒、补虚止渴、养肾益肝、降低血糖，最宜肾阴亏虚型的糖尿病。

牛蒡

牛蒡为菊科草本直根类植物,别称大力子、东洋参、牛鞭菜等。是一种以肥大肉质根供食用的蔬菜,叶柄和嫩叶也可食用。牛蒡在我国长期作为药用,近年来才开始对牛蒡的营养价值、食用价值和药理进行研究。在日本牛蒡成为寻常百姓家强身健体、防病治病的保健菜。它可以与人参相媲美,又因原产于中国,故被称为"东洋参"。

药典选录 ▼

"味苦,主风毒肿诸瘘。"

——《本草拾遗》

"消斑疹毒。"

——《本草纲目》

医生叮咛 ▶ 适宜体弱者食用。

牛蒡治病偏方

1. 治流行性乙型脑炎偏方 >>>>>>>>>

牛蒡子 30 克,银花、扁豆各 10 克。上药共入砂锅内加水 500 毫升,水煎 20 分钟,过滤,再煎 15 分钟,去渣取汁,2 次煎汁混合。分早中晚 3 次饮服,每日 1 剂,连服 5 日。(经验方)

2. 治声音嘶哑偏方 >>>>>>>>>

牛蒡子200克。牛蒡子拣去杂质，置炒锅内，文火炒至微鼓起，外呈黄，略带香。取出，放凉，研成细末，开水冲泡，当茶频饮。（经验方）

3. 治荨麻疹偏方 >>>>>>>>>

牛蒡根（或子）500克，蝉蜕30克，黄酒1500毫升。将牛蒡根切片（若为子则打碎），同蝉蜕一起置干净器中，以黄酒浸泡，经3～5日后开封，去渣备用。每日饭后饮1～2杯。主治风热引起的荨麻疹。（经验方）

4. 治胃痛偏方 >>>>>>>>

牛蒡根100克。将其洗净捣烂绞汁，温饮半杯，每日服2～3次。治胃痉挛疼痛。（经验方）

5. 治小儿麻疹偏方 >>>>>>>>>

牛蒡根40克，粳米30~50克。先将牛蒡根入水中煎煮取汁，再将粳米入此汁中熬粥，粥成后不拘时温食，或待粥凉后再食均可。适用于小儿麻疹初热期。（《食医心鉴》）

6. 治急性中耳炎偏方 >>>>>>>>>

牛蒡根100克。将其捣汁，用汁滴耳，每日数次。（经验方）

牛蒡食疗方

■ 促进性激素分泌食疗方 >>>>>>>>>

性激素分泌正常的人身体健康，看起来年轻，有活力，工作有干劲，睡眠稳定，情绪安定；分泌不足则使皮肤干涩缺乏弹性，造成肌肤老化，妨碍组织分解脂肪，造成肥胖，影响胸部发育。而体内雌、雄激素失衡除了会造成满脸青春痘、掉发等问题，还会产生经期不顺、经痛、手脚冰冷、体质虚寒、怕冷等症状。

牛蒡含有一种非常特殊的养分，叫"菊糖"，含有可促进性激素分泌的精氨酸，所以被视为有助人体筋骨发达、增强体力及壮阳的食物。

牛蒡香羹 ▼

配方：牛蒡300克，香菇50克，金针菇50克，猪瘦肉丝100克，虾仁50克，香菜10克，葱10克，醋10毫升，白糖15克，味精3克，盐3克，料酒10毫升，香油少许，胡椒粉少许，高汤1000毫升。

制法：（1）牛蒡去皮切丝；香菇泡水切丝。

（2）锅内注入高汤，下牛蒡丝、香菇丝、金针菇、猪瘦肉丝，煮开后加入虾仁和葱、醋、白糖、味精、盐、料酒，炖至菜烂汤浓，起锅时滴入香油，撒入胡椒粉。

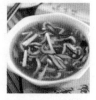

功效：补肾壮阳、强身健体。

■ 润肠通便食疗方 >>>>>>>>>

　　饮食结构不合理，导致膳食纤维缺乏，肠内物质对肠壁刺激小，这是引起便秘的原因之一。牛蒡含有木质素和膳食纤维等，这些纤维吸收水分的能力很强，在吸收水分后，就直接排泄出体外。

牛蒡炒肉丝 ▼

配方：新鲜牛蒡 300 克，猪里脊肉 100 克，葱姜末各 10 克，盐 2 克，鸡精 3 克，湿淀粉 20 克，酱油、醋、料酒、植物油、高汤各适量。

制法：（1）炒锅下植物油，烧至七成热时，放入葱姜末煸炒出香味。

（2）烹入醋、料酒，倒入里脊肉丝，炒至变色，下牛蒡丝、盐翻炒，再加入酱油、高汤炒匀，放鸡精，用湿淀粉勾薄芡即可。

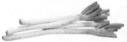

功效：益气养阴、润肠通便。

■ 脂肪过剩食疗方 >>>>>>>>>

　　牛蒡含有丰富的木质素，可以减缓食品释放出的能量，从而减弱脂肪在体内聚集，防止肥胖。木质素还能增加分解脂肪酸的速度，避免脂肪过剩使腹部变粗。因此牛蒡对排毒、通便、降脂、减肥十分有效。

素炒牛蒡丝 ▼

配方：牛蒡 300 克，熟白芝麻 20 克，植物油 30 毫升，酱油 20 毫升，糖 5 克，料酒 15 毫升。

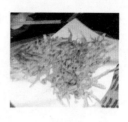

制法：（1）牛蒡切丝。

（2）炒锅下植物油烧热，放入牛蒡丝略炒，加入酱油、糖、料酒炒熟后盛出，撒上白芝麻即可。

功效：润肠通便。

■ 扩张血管、降低血压食疗方 >>>>>>>>>

　　牛蒡中的膳食纤维具有吸附钠的作用，并且能随粪便排出体外，使体内钠的含量降低，能够降血压。牛蒡中钙的含量相当高，钙也具有将钠导入尿液并排出体外的作用，能够降低血压。牛蒡根中所含有的牛蒡苷能使血管扩张、血压下降。

五色蔬菜汤 ▼

配方：牛蒡 100 克，白萝卜 100 克，白萝卜叶 1 片，胡萝卜 50 克，干香菇 1 个。

制法：（1）以上材料洗净切成大块，放锅里，加 1500 毫升的水用大火烧开。

（2）再用微火炖 1 小时后倒入碗中即可，冷却后可置冰箱保存。

食法：3 日内喝完（患者 500 毫升 / 日）。

注意：此汤煮好前不可揭锅盖，浮在汤上的泡沫不要去除，不能混入其他药草或植物。

功效：清热解毒。

芦荟

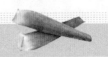

芦荟是百合科多年生常绿多肉质草本植物，是集食用、药用、美容、观赏于一身的保健植物。在西方国家，化妆品会因含芦荟成分而身价倍增，被誉为"天然美容师"。它有着明显的食疗和医疗效果，对一些医院都束手无策的慢性病、疑难病常常有不可思议的功效，被人们誉为"神奇植物""家庭医生"。

药典选录 ▼

"芦荟味苦寒，无毒，主治热风、烦闷、明目镇心。"
——《本草纲目》

"杀小儿疳蛔、主吹鼻、杀脑疳、除鼻痒。"
——《药性论》

🛡 **医生叮咛** ▶ 体质虚弱者和少年儿童不要过量食用，否则容易发生过敏。

芦荟治病偏方

1. 治高血压症偏方 >>>>>>>>>

芦荟 100 克。去刺生食，每日 3 次，饭前 30 分钟服用。注：不可突然停止正在服用的降压药。随着病情的好转，待血管逐步恢复弹性，血压稳定

后可慢慢减少降压药的用量。（经验方）

2. 治失眠偏方 >>>>>>>>>>

芦荟300克。将切碎的
生叶或晒干的芦荟装入袋中，
放入热水浴盆里，自然溶解
后入浴，配合内服效果更好。
可治疗精神压力大引起的失
眠。（经验方）

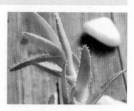

3. 治低血压症偏方 >>>>>>>>>>

芦荟150克。将芦荟切碎加200毫升水煎汁饮用，
每日3次，坚持服用3～6个月，可以取得良好疗效，
长期服用则能防止低血压症复发，还可辅助治疗贫
血。（经验方）

4. 治神经症偏方 >>>>>>>>>>

芦荟50克，决明、菊花、桑叶各30克。上述
四味加水煎服。治疗神经症（血压正常）引起的头痛、
头晕、烦躁和易怒效果很好。（经验方）

5. 治肝脏疾病偏方 >>>>>>>>>>

芦荟100克，柠檬80克，蜂蜜35克。芦荟洗
净去刺，切成薄片，柠檬横切成片。二料置于有盖
容器中，加入适量蜂蜜（以蜂蜜完全浸没二料为止）。
5～6日后，将柠檬和芦荟取出食用，其汁液用开水
冲淡后饮用，每日早、晚各15克。本方可治肝炎、
肝硬化、脂肪肝等症，也可解宿醉。（经验方）

6. 治牙龈发炎偏方 >>>>>>>>>

芦荟50克。将芦荟去刺、皮，磨成泥；刷牙后，用手指蘸上芦荟磨泥，涂在牙龈处并轻轻按摩，再用稀释了5倍的磨泥汁漱口，早、晚各一次，两日见效。（经验方）

7. 治痤疮偏方 >>>>>>>>>>

芦荟汁50克，防过敏润肤品20克。在润肤品中加入鲜芦荟的汁液，混匀，涂抹患处，每日1～3次。此法既可用于治疗痤疮，也可用于防晒。（经验方）

8. 治鼻炎偏方 >>>>>>>>>>

芦荟50克。用棉棒或消毒脱脂棉，蘸芦荟鲜汁擦拭鼻腔，可以在流鼻涕或鼻塞时反复使用。有消炎抗敏作用，可抑制鼻黏膜的炎症。擦拭时，避免用力过重。也可以让患者仰卧，将芦荟切口的汁液直接滴入鼻腔。如果鼻腔发痒，可将干芦荟烘干后研磨，用吹筒载芦荟细末，轻轻吹入鼻内，可止痒消炎。（经验方）

9. 治痔疮肿痛出血偏方 >>>>>>>>>>

芦荟粉5克，白酒少许。将芦荟粉以白酒调化，调和少许冰片，搽患处。如痔疮从肛门脱出，可将鲜芦荟洗净，除去表皮，将叶肉捣碎成果冻状，纳入肛内，外用纱布块贴住。（经验方）

芦荟食疗方

■ 胃下垂食疗方 >>>>>>>>>

　　胃下垂与胃松弛都是由于胃部肌肉松弛，运动能力减弱而造成的，患者常会有疼痛胀气感，同时伴随有食欲缺乏的现象，情况严重时甚至会有头痛、头晕、肩膀酸软、手脚冰冷等各种症状。

　　芦荟之所以能治疗胃下垂及胃松弛，是因为芦荟素、芦荟泻素可以调节胃的自律神经，刺激胃部，使已经降低的胃部功能再度活泼起来。芦荟泻素还有抗炎、修复胃黏膜和止痛的作用，有利于胃病的治愈。

芦荟卷心菜汁 ▼

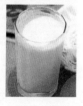

配方：芦荟 50 克，卷心菜 30 克，菠萝 30 克，苹果 30 克，凉开水 50 毫升。

制法：(1) 芦荟、卷心菜洗净后切小块，菠萝、苹果去皮后切小块。

(2) 将以上各料放入榨汁机中搅打成汁。

(3) 把菜汁倒入杯子，加入凉开水，搅匀后即可饮用。

功效：健胃整肠，治疗胃下垂。

■ 便秘食疗方 >>>>>>>>>

　　芦荟是治疗便秘的有效药物。芦荟中所含的芦荟素、芦荟大黄素会刺激弛缓或麻痹的肠管，促进其正常蠕动。芦荟苦素又能使痉挛的肠管松弛下来，正常蠕动，从而有效地调整紊乱的肠功能，功效持久平和，还能治疗肠道炎症。患者在口服芦荟的同时，多食易消化食物，多喝水，适当运动，养成定时排便的习惯。两三个月后，即使停用芦荟，患者也能顺利排便了。

芦荟蕹菜粥 ▼

配方：芦荟 50 克，蕹菜 30 克，粳米 150 克。

制法：（1）将芦荟洗净，切块；蕹菜洗净，切段；粳米洗净。
（2）将芦荟、蕹菜、粳米放入锅内，加水 500 毫升，置武火烧沸，再用文火煮 35 分钟即成。

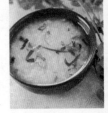

功效：润肠通便，适用于鼻衄、便秘、淋浊、便血、痔疮、痈肿、蛇虫咬伤等症。

■ 胆囊炎食疗方 >>>>>>>>>>

　　胆囊炎是胆汁在胆囊里淤积而引起的细菌感染所形成的疾病，病人表现为持续性右上腹肝区产生剧烈的疼痛或不适感。芦荟对初期或症状较轻的胆囊炎，则有较好的治疗效果，这是由于芦荟泻素对胆囊细菌具有较强的解毒作用和消炎作用，能够预防胆道系统疾患。美国库拉索芦荟和日本木立芦荟都有很好的解毒消炎作用。

青苹果芦荟汤 ▼

配方：青苹果 80 克，芦荟 100 克，冰糖 20 克。

制法：（1）将苹果削皮，切成小块。

（2）将芦荟洗净，切成小段。

（3）将苹果、芦荟一齐入锅，加适量水，煎煮 15 分钟，调入冰糖即可。

功效：美颜瘦身、补中益气、生津健胃、清肝热，防治胆囊炎。

■ 清热消炎、治疗感冒食疗方 >>>>>>>>>

　　感冒主要由感受风邪所致，多发于气候突变、寒暖失常之时，也有因起居不慎、冷热不调等，风邪乘虚侵袭而致病。芦荟中含有芦荟熊果叶素，具有消炎清热作用，因此对感冒的各种症状如咽喉红肿、痰多咳嗽、头痛、发热等最为有效，服用芦荟后会使感冒症状减轻。

芦荟饴糖 ▼

配方：芦荟 250 克，麦芽糖 40 克。

制法：（1）将芦荟去刺后洗净擦成菜泥状，用双层纱布过滤出芦荟汁；再将麦芽糖和芦荟汁一起倒入锅中。

（2）用小火煮约 30 分钟，边煮边调拌成厚泥状饴糖，放入洁净的扁盘

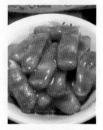

内摊平，冷却后切成长方形，也可用糯米纸包装，然后移入冰柜内冷藏保存。

食法：如果一次做成 100 块饴糖，则每日含服不得超过 15 ～ 25 块。

功效：预防感冒。

■ 利尿、排出结石食疗方 >>>>>>>>>

泌尿系统，包括肾脏、输尿管、膀胱等都有可能形成结石，给患者带来一定痛苦。对输尿管中的小结石，口服芦荟一段时间可以消除，避免动手术。对肾脏结石，经过激光碎石手术后，口服芦荟对帮助排石效果也很好。因为芦荟泻素有很强的利尿作用，能使尿量增加，促进输尿管的蠕动，加速尿中矿物质排出体外，还可以冲走小粒的结石。另外，芦荟对于因结石造成的泌尿道黏膜损伤，有消炎和促进修复的作用。

芦荟菠菜粥 ▼

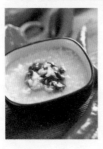

配方：芦荟 50 克，菠菜 30 克，粳米 150 克，

制法：（1）将芦荟洗净，切块；菠菜洗净，切段；粳米淘洗干净。
（2）将芦荟、菠菜、粳米同放锅内，加水 500 毫升，置武火烧沸，再用文火煮 35 分钟即成。

功效：滋阴润燥、润肠通便。

pingguo

苹果

苹果为蔷薇科植物苹果的果实，又称柰、苹婆、平波、超凡子等。它是老幼皆宜的水果之一。它的营养价值和医疗价值都很高，被称为"大夫第一药"。许多美国人把苹果作为瘦身必备，每周节食一天，这一天只吃苹果，号称"苹果日"。

药典选录 ▼

"止渴，除烦，解暑，去瘀。"

——《医林纂要》

"润肺悦心，生津开胃，醒酒。"

——《随息居饮食谱》

医生叮咛 ▶ 多食令人腹胀，脘腹痞满患者尤须注意。

苹果治病偏方

1. 治小儿腹泻偏方 >>>>>>>>>

苹果50克。将苹果洗净去皮，切成薄片，放入碗中加盖，隔水蒸熟。用汤匙捣成泥状，喂幼儿。和脾生津、涩肠止泻，适用于消化不良所致腹泻。（经验方）

2. 治小儿腹泻偏方 >>>>>>>>>>

苹果50克。将苹果洗净去皮，切成薄片，放入碗中加盖，隔水蒸熟。用汤匙捣成泥状，喂幼儿。和脾生津、涩肠止泻，适用于消化不良所致腹泻。（经验方）

3. 治小儿消化不良偏方 >>>>>>>>>>

苹果50克。将其洗净去皮，切成薄片，放入碗中加盖，隔水蒸熟，用汤匙捣成泥状，喂幼儿，每日2～3次。可治幼儿单纯性消化不良。（经验方）

4. 治妊娠恶阻偏方 >>>>>>>>>

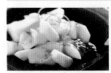

苹果50克，蜂蜜适量。饭前苹果蘸蜂蜜吃，每日3次。治疗妊娠恶心、不思饮食。（经验方）

5. 治支气管炎偏方 >>>>>>>>>

苹果50克，巴豆1粒。将巴豆去皮，放入挖洞的苹果中，蒸30分钟离火，冷后取出巴豆。吃苹果饮汁。轻症患者，每日睡前吃1个，重症患者，每日早晚各吃1个。可治喘息性支气管炎。（经验方）

6. 治小儿营养不良偏方 >>>>>>>>>>

苹果50克，饴糖、蜂蜜各适量。苹果切块，与饴糖、蜂蜜同煮，常吃。（经验方）

苹果食疗方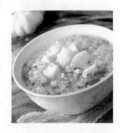

■ 大肠癌食疗方 >>>>>>>>>

苹果中的果胶能使大便松软，排泄便利。同时苹果中丰富的有机酸可有利于肠道内的益生菌生长，恢复肠道内的微生态平衡，刺激肠壁，增加肠道蠕动；有机酸还有抑制肿瘤细胞增殖的作用，对防治肠道癌症有一定的效果。

苹果粥 ▼

配方：苹果150克，大米50克，白糖20克，湿淀粉适量，桂花卤少许。

制法：（1）将苹果洗净，削去果皮，除去果核，切成丁块。

（2）大米洗净，用清水浸泡发胀。

（3）锅中放入清水，旺火烧沸，加入大米、苹果。

（4）煮沸后改用小火略煮，再加入白糖、桂花卤，用湿淀粉勾薄芡即成。

功效：本方有润肠通便、润泽肌肤之用。

■ 抑制食欲、防治肥胖食疗方 >>>>>>>>>

苹果富含纤维质、维生素，营养价值高，但是热量却非常低，可作为减肥人士的保健食品。科学研究证实，苹果中所含的苹果多酚可抑制血液中的中性脂肪，在小肠内无法被吸收的脂质会被自然排到体外，达到减肥效果。

西米苹果粥 ▼

配方：西米 50 克，苹果 100 克，白糖 10 克，湿淀粉 30 克，糖桂花 5 克，冷水适量。

制法：（1）将苹果冲洗干净，削去果皮，对剖成两半，剔去果核，再改刀切成丁块。

（2）西米淘洗干净，用冷水浸泡胀发，捞出，沥干水分。

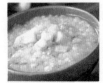

（3）取锅加入适量冷水，烧沸后加入西米、苹果块，用旺火再次煮沸，然后改用小火略煮，加入白糖、糖桂花，用湿淀粉勾稀芡即成。

功效：肥胖者食用最佳。

■ 缺铁性贫血食疗方 >>>>>>>>>

苹果所含维生素 C 较多，维生素 C 能促进人体对铁的吸收。对于贫血患者来说，食用苹果可以起到一定的辅助治疗作用。

苹果焖牛腩 ▼

配方：苹果 700 克，牛腩 300 克，土豆 250 克，百合 50 克，姜 1 克，香叶 10 片，陈皮 10 克，芹菜 50 克，番茄酱、盐、料酒、味精、油面、植物油、清汤各适量。

制法：（1）牛腩煮熟，切条；土豆去皮，切块；百合切块；

芹菜切段；姜切片；苹果切块。

（2）炒锅上火，下植物油，烧至六
成热时，放入土豆块，炸至黄色时，
倒入漏勺内，锅留底油，下姜片、
百合块、土豆块、香叶、陈皮、芹菜
炒香，下牛腩爆香，加入清汤、盐、料酒、番茄酱、味精、
油面（用清水化开）、苹果，烧开出锅，盛入瓦罐内加
盖，置160℃的烤箱内烤3小时，至菜肴软烂时即成。

功效：增血和胃，也适宜高血压、贫血患者食用。

■ 动脉硬化食疗方 >>>>>>>>>>

　　有人体试验表明，每天吃两个苹果，3周后受
试者血液中的三酰甘油大幅度下降。苹果的果胶进
入人体后，能与胆汁酸结合，像海绵一样吸收多余
的胆固醇和三酰甘油，然后排出体外。

腌苹果 ▼

配方：苹果1500克，清水1500毫升，白糖100克，
盐10克。

制法：（1）将苹果洗净，晾干后码放在坛中。

（2）将清水煮开，加进白糖和盐，待糖、盐溶解后立
即离火。待糖盐水完全冷却后，倒入苹果坛中，水要
淹没苹果，密封坛口。

（3）将坛子置阴凉处，半个月后即可食用。食用时可
将苹果切片放盘中，再撒上白糖。

功效：开胃解腻、顺气消食，防治动脉硬化。

橘子

橘子为芸香科植物福橘或朱橘等多种橘类的成熟果实，又名黄橘、福橘、朱橘、蜜橘、朱砂橘等。橘子常与柑子一起被统称为柑橘，其颜色鲜艳，酸甜可口，是日常生活中最常见的水果之一，因较适合老年人食用，所以又称"长寿橘"。

药典选录 ▼

"止泄痢，食之下食，开胸膈痰实结气。"

——《食疗本草》

"止消渴，开胃，除胸中膈气。"

——《日华子本草》

"止呕下气，利水道，去胸中瘕热。"

——《饮膳正要》

医生叮咛 ▶ 橘子不宜与螃蟹同食，否则会导致气滞生痰。

橘子治病偏方

1. 治疝气偏方 >>>>>>>>>

橘核、小茴香各等份，黄酒适量。分别炒香研末，混匀。每次取 5 ~ 10 克，临睡前以热黄酒送服。主治小肠疝气、睾丸肿痛。（经验方）

2. 治肝炎偏方 >>>>>>>>>

橘皮 30 克（鲜品），粳米 50 ~ 100 克，姜汁少许。先将橘皮煎取药汁，去渣，加入粳米煮粥。或将橘皮晒干，研为细末，每次用 3 ~ 5 克调入已煮沸的稀粥中，并加姜汁，再同煮为粥。本方理气健脾、燥湿和中，适用于慢性肝炎。（经验方）

3. 治便血偏方 >>>>>>>>>

橘饼 5 个，山楂 15 克，白糖 9 克。将橘饼同山楂共入锅内加水煎煮，10 分钟后入白糖再煮 5 分钟，饮汤食果，每日 1 次。收敛止血。主治大便下血。（经验方）

4. 治支气管炎偏方 >>>>>>>>>

干橘皮 15 克，粳米 50 克。干橘皮加水 200 毫升，煎至 100 毫升，去渣，入粳米 50 克，再加水 400 毫升，煮成稀粥。每日早晚各服一次。本方具有健脾燥湿化痰之功效，主治脾虚痰盛型支气管炎。（经验方）

5. 治咳嗽偏方 >>>>>>>>>

（1）橘皮 15 克，杏仁 10 克，粳米 50 克。杏仁、橘皮洗净，煎汁去渣，加入粳米煮粥。顿服。本方健脾化湿、理气止咳，主治咳嗽、痰黄黏稠、身热、面赤、口干等。（经验方）

（2）橘子 100 克，梨 60 克，银耳 40 克。银耳洗净加水用文火煮熟。将梨切成小块，橘子切小块，加入银耳汤

中。煮沸后加冰糖适量。顿服。本方滋阴清热、化痰止咳,主治阴虚咳嗽。(经验方)

6. 治冻疮偏方 >>>>>>>>>

鲜橘皮50克,姜30克。上二味加水约2000毫升,煎煮30分钟,连渣取出,待温度能耐受时浸泡并用药渣敷患处,每晚一次,每次30分钟。如果冻疮发生在耳轮或鼻尖时,可用毛巾浸药热敷患处。(经验方)

7. 治口疮偏方 >>>>>>>>>

(1)橘子若干。橘子用糖腌渍后,每次口含咽津,1日数次。疏肝、解郁、生津,用于肝郁气滞之口疮,久用有效。(经验方)

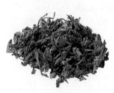

(2)橘叶30克,薄荷30克。将二味洗净切碎,冲水代茶饮。宜温凉后饮用,避免热饮刺激口疮疼痛。疏肝解郁、辛散止痛,适用于肝气不舒所致的口舌糜烂生疮。(经验方)

8. 治小儿感冒偏方 >>>>>>>>>

橘皮30克,葱白15克。加水300毫升,煎成200毫升,加入适量白糖。趁热喝1杯,半小时后加热再喝1杯。本方疏风、清热、止咳,主治小儿风热感冒,症见发热、头痛、鼻塞等。(经验方)

橘子食疗方

■ 酒精中毒食疗方 >>>>>>>>>

一般来说，酒精是一种醇，和有机酸结合能生成酯，所以说有机酸大多能解酒。

橘子中含有大量的水分、多种有机酸、多种维生素、丰富的糖类物质，能够生津止渴，调节人体的新陈代谢，除烦醒酒。

鲜橘汤圆粥 ▼

配方：鲜橘子 50 克，粳米 150 克，汤圆 5 个，白糖 10 克。

制法：（1）粳米淘洗干净，放入锅中，加入约 1000 毫升冷水煮沸，再转入小火熬煮。

（2）粥煮沸后下入汤圆及白糖；橘子去皮、分瓣，下入锅中煮透即可。

功效：生津止渴、除烦醒酒。

■ 阻抑肿瘤细胞生长、预防癌症食疗方 >>>>>>>>>

橘子富含胡萝卜素、类黄酮等成分，有抑制化学致癌物质对人体的危害作用，特称"全能抗癌水果"。后来，有人发现柑橘内含有一种强抗癌的活性物质——诺米灵。它可使致癌物质分解、灭毒，阻抑肿瘤细胞生长，使机体内解毒的酶活性升高 2 倍，尤对胃癌的防治有奇效。日本科学家发现橘子中含有的 β - 隐黄素其抗癌效果为 β - 胡萝卜素的 5 倍，每天吃 1 ～ 2 个橘子，就可收到预防皮肤癌、大肠癌的明显效果。

橘香甜汁 ▼

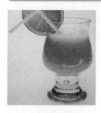

配方： 橘子 100 克，胡萝卜 80 克，白糖 15 克。

制法：（1）橘子剥皮分瓣，去子后对半切开；胡萝卜洗净，切成小块。（2）橘子和胡萝卜块分别放入榨汁机中，榨取汁液。

（3）将橘子汁和胡萝卜汁混合均匀，加入白糖拌匀后即可直接饮用。

功效： 清除氧自由基，防癌抗癌。

■ 降低血压、防治动脉粥样硬化食疗方 >>>>>>>>>

动脉粥样硬化是动脉硬化中最常见、最重要的类型，主要累及大型及中型肌弹力型动脉，以主动脉、冠状动脉及脑动脉为多见，常导致管腔闭塞或管壁破裂出血等严重后果。多见于 40 岁以上的男性和绝经期后的女性，常伴有高血压、高胆固醇或糖尿病等。橘子中含有的橙皮苷类对周围血管具有明显的扩张作用，能收到降压效果。其中所含的 6- 二乙胺甲基橙皮苷，能降低冠脉毛细血管脆性，磷酰橙皮苷能降低血清胆固醇，明显减轻和改善主动脉粥样硬化病变。

橘子山楂汁 ▼

配方：橘子 250 克，山楂 100 克，白糖少许。

制法：橘子去皮，放入榨汁机中榨汁；山楂去核洗净。先将山楂入锅内，加水 200 毫升熬烂，过滤取汁，再将橘汁兑入其中，加入少许白糖即可。

功效：此方具有降压、降脂、扩张冠状动脉等作用，尤其适用于高血压、高脂血症及冠状动脉粥样硬化患者。

橘子羹 ▼

配方：橘子 300 克，糖桂花 30 克，山楂糕丁 40 克，白糖 20 克。

制法：剥掉橘子皮，去橘络和核，切丁；锅内加清水烧热，放入白糖，待糖水沸时，撇去浮沫；将橘丁放入锅中，撒上糖桂花、山楂糕丁即可出锅。

功效：此方开胃助食、润肺止咳，可作为肺燥咳嗽、烦热胸闷、食少纳呆及高血压、高脂血症、动脉硬化、心血管病等患者的保健食品。

■ 冠心病食疗方 >>>>>>>>>

橘皮中含有黄酮苷，可扩张冠状动脉，增加冠状动脉血流量，还有类似维生素 P 的物质，可增强微血管韧性，防止破裂出血。

银耳橘皮羹 ▼

配方：新鲜橘皮 100 克，水发银耳 100 克，冰糖适量。

制法：将银耳去蒂，洗净，用小火煮透，改为大火炖烧，加入冰糖、清水。待银耳质地柔软时，加橘皮，烧沸即成。

功效：本方具有扩张冠状动脉的作用，能够提高人体的免疫能力和肝脏解毒能力，可作为肺热咳嗽、痰中带血、冠心病等症患者的辅助食疗品。

■ 抗炎、抗过敏食疗方 >>>>>>>>>

　　过敏体质是指一些人的体质与常人不同，易患过敏性疾病，患者常被诊断为气喘、荨麻疹或其他变态反应性疾病——过敏症。橘子中的橙皮苷与甲基橙皮苷均有类似于维生素 P 的作用，能对抗组织胺所致的血管通透性增加，当与维生素 C 和维生素 K 合用时，抑制效果更为显著，从而具有抗炎、抗过敏的作用。

橘子山楂桂花羹 ▼

配方：橘子、山楂各 50 克，桂花 20 克，白糖 10 克。

制法：（1）橘子剥皮、去核，切成小丁。

（2）山楂去核，洗净，切片；桂花洗净。

（3）将橘子、山楂、桂花放入炖锅内，加入适量冷水，先置旺火上烧沸，然后用小火煮 25 分钟，最后加入白糖，搅拌均匀，即可盛起食用。

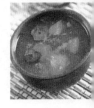

功效：抗炎、抗过敏。

木瓜

木瓜为蔷薇科植物贴梗海棠的果实，又称木瓜实、铁脚梨、宣木瓜等。我国种植木瓜已经有 2000 年以上的历史。因其厚实细致、香气浓郁、汁水丰多、甜美可口、营养丰富，有着"百益之果""水果之皇""万寿瓜"之雅称，是我国岭南四大名果之一。早在南朝时期，木瓜就成为朝廷的贡果。

药典选录 ▼

"除疮合疥癣，牙齿虫痛。"

——《开宝本草》

"果实汁液，用于驱虫剂及防腐剂。"

——《岭南采药录》

🩺 **医生叮咛** ▶ 木瓜中的番木瓜碱对人体有小毒，每次食量不宜过多。

木瓜治病偏方

1. 治腹痛偏方 >>>>>>>>>>

木瓜 120 克，小茴香 90 克，青皮 60 克，蜂蜜适量。前三味共研为细末，炼蜜为丸，如梧桐子大。每日 3 次，每次 6 丸，用温酒送下。主治脐下痛。（经验方）

2. 治胃炎偏方 >>>>>>>>>

木瓜 100 克，姜 30 克，米醋 20 毫升。3 物共放砂锅中加水煮汤，分 2～3 次吃完，每隔 2～3 日 1 剂，可常服食。主治慢性胃炎。（经验方）

3. 治霍乱偏方 >>>>>>>>>

木瓜、白酒适量。木瓜蒸熟煮酒服。病愈即止，不宜久服。主治霍乱转筋。（经验方）

4. 治便血偏方 >>>>>>>>>

木瓜 50 克，蜂蜜 6 毫升。将木瓜晒干研碎为末，用白开水将蜂蜜溶解，再加入木瓜末，冲服。早晚各 1 次，连续服用。清热利湿、和中止血，主治大便下血症。（经验方）

5. 治胃痛偏方 >>>>>>>>>

木瓜 250 克，用水洗净，切开取出子，放进榨汁机，用细布过滤其渣，一碗分 3 次饮用。（经验方）

6. 治肠梗阻偏方 >>>>>>>>>

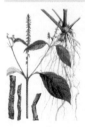

木瓜、牛膝各 50 克，白酒 500毫升。上药浸于白酒中，7 日后便可饮用。每晚睡前饮一次，每次饮量可根据个人酒量而定，以能耐受为度。上述药量可连续浸泡 3 次。本方活血通络，主治粘连性肠梗阻。（经验方）

木瓜食疗方

■ 缓解胃部痉挛、治疗胃痛食疗方 >>>>>>>>>

胃痛，又称胃脘痛，是由外感邪气、内伤饮食、脏腑功能失调等导致气机瘀滞，腹胃脘部包括其周围经常疼痛为主证。

木瓜果肉中含有的番木瓜碱具有缓解痉挛疼痛的作用，对于缓解胃部痉挛引起的疼痛有明显的治疗作用。另外木瓜中含有一种过氧化氢酶，能消化蛋白质，有利于人体对食物的消化和吸收，有利于胃病好转。

木瓜炖羊肉 ▼

配方：木瓜 200 克，羊肉 100 克，白萝卜 100 克，料酒 10 毫升，姜 5 克，葱 10 克，盐 3 克，鸡精 3 克，胡椒粉 3 克，香菜 25 克。

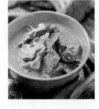

制法：（1）将木瓜洗净，切薄片；羊肉洗净，切块；白萝卜去皮，切块；姜切片，葱切段。

（2）将木瓜、白萝卜、羊肉、料酒、姜、葱同放炖锅内，加水 1800 毫升，置武火上烧沸，再用文火炖煮 35 分钟，加入盐、鸡精、胡椒粉、香菜末即成。

功效：舒经活络、益气补虚、温中暖下，适用于风湿疼痛、虚劳羸瘦、腰膝酸软、腹痛、中虚反胃等症。

配方：鲜木瓜 300 克，豆腐皮 200 克，茭白 100 克，青椒 50 克，姜 10 克，葱白 10 克，盐、白糖、香醋、香油、味精各适量，植物油 50 毫升。

制法：（1）将木瓜削去外皮，茭白刨去外皮，与豆腐皮一起切丝；青椒去蒂，姜去皮，洗净，与葱白一齐切成细丝。

（2）炒锅置火上，倒入植物油，烧热，投姜、青椒、葱白丝翻炒几下，再倒入木瓜、茭白、豆腐皮，调入盐、白糖、香醋，加适量清水，焖 10 分钟，淋上香油，调入味精即成。

功效：本方具有健脾开胃、帮助消化的功效，可供胃痛、消化不良等患者食用，亦能减肥。

■ 产妇乳汁不通食疗方 >>>>>>>>>

传统中医认为，产后乳汁的多少、好坏与人体的气血有密切的关系。而人体气血的产生，又直接同脾胃强弱及所吸收的营养物质有关。因此，产后采用饮食疗法，提供良好的营养对增加和改善乳汁有一定的效果。所选食物应有补血益气、健脾益胃、活血化滞的功用。木瓜富含糖类，能为人体提供重要的能源和碳源。而孕产妇经常食用木瓜更是非常有益，因为木瓜中的凝乳酶有通乳作用，对乳汁稀薄、乳汁不通有较好的疗效。

配方:半熟鲜木瓜 250 克,猪蹄 100 克,盐、味精少许。

制法:(1) 将木瓜刨去果皮,切丁;猪蹄洗净,剁成小块。
(2) 二者同放入瓦罐中,加清水适量,盐少许,以小火慢炖 40 分钟,调入味精即成。

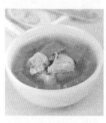

食法:每日 1 次,连服 3 日。

功效:此方具有理气通乳的功效,适用于产后乳汁稀少、胸部发育不良的妇女食用。

■ **结核病食疗方** >>>>>>>>>

　　肺结核是一种消耗性疾病,补充消耗十分重要。饮食要求以高热量、高蛋白、高维生素为主,以维持身体的正常功能代谢。另外,还要注意进食一些有抗结核作用的食物,以达到事半功倍的效果。

　　木瓜中含有大量水分、碳水化合物、蛋白质、脂肪、多种维生素及人体必需的多种氨基酸,可有效补充人体的养分,增强机体的抗病能力。而且木瓜中所含的番木瓜碱和木瓜蛋白酶具有抗结核分枝杆菌的作用,可用于辅助治疗各种结核病。

木瓜鱼尾汤 ▼

配方:木瓜半个,鲩鱼尾 1 条,南北杏适量,姜丝、蒜蓉各少许。

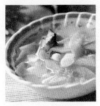

制法：（1）将鲩鱼尾洗净放入清水中用文火煮开，放入少量姜丝及蒜蓉。

（2）将木瓜洗净剖开，去掉瓜瓤，切成片状，放入鱼汤中，同时将南北杏洗净放入，用中火煲 3 小时，下盐调味即可。

功效：补虚羸、祛风湿、抗结核，适用于虚劳骨蒸、风湿疼痛、脚气、小儿疳积、妇女崩漏、结核病等症。

■ 风湿性关节炎食疗方 >>>>>>>>>

风湿性关节炎是一种与溶血性链球菌感染有关的变态反应性疾病，主要表现为关节酸痛，呈游走性窜痛或限于一两个关节轻度肿痛，关节功能因疼痛轻度受阻。如累及膝关节则行走、上下楼及蹲站时困难。呈反复发作，遇天气变化(刮风、下雨、阴天)时加重。有时四肢出现环形红斑或结节性红斑。木瓜含有皂苷、苹果酸、枸橼酸、维生素 C、黄酮类及鞣质等，具有抗炎、镇痛、祛风湿、平肝舒筋等功效，可用于治疗风湿性关节炎、腹痛吐泻及腓肠肌痉挛等。

木瓜煮樱桃 ▼

配方：木瓜 300 克，樱桃 100 克，冰糖 20 克。

制法：（1）将木瓜润透，切片；樱桃洗干净；冰糖打碎成屑。

（2）将木瓜、樱桃同放锅内，加水
500毫升，置武火上烧沸，再用文火
烧煮25分钟，加入冰糖即成。

功效：舒经活络、祛风祛湿，适用于
风湿疼痛、瘫痪、四肢麻木、冻疮等症。

■ 抑制肿瘤、抵抗癌症食疗方 >>>>>>>>>

　　自由基是在人体进行新陈代谢时，体内的氧转
化生成的极不稳定的物质。能使细胞膜受损，并会
破坏细胞中的脱氧核糖核酸（DNA），引起机体免
疫力下降，最终导致癌症的发生。有科学研究表明，
木瓜所含的番木瓜碱具有极强的抗氧化、清除自由
基的作用，而木瓜蛋白酶可缩小肿瘤细胞。因此，
经常食用木瓜，可预防各种良性或恶性肿瘤。

木瓜烧猪蹄筋 ▼

配方：木瓜200克，猪蹄筋200克，料酒10毫升，
姜5克，葱10克，盐3克，鸡精3克。

制法：（1）将木瓜洗净，切片；猪蹄筋洗净；姜切片，
葱切段。

（2）将木瓜、猪蹄筋、料酒、姜、葱同放炖锅内，加
水2500毫升，置武火上烧沸，再用文火炖45分钟，
加入盐、鸡精即成。

功效：化湿和胃、理气通乳，适用于产后乳汁稀少的
妇女服食。

山楂

　　山楂为蔷薇科植物山楂或野山楂的果实，又称鼠查、山里红、红果儿等。山楂甜中带酸的独特风味博得了天南地北人们的偏爱，是人们最爱吃的水果之一。因中老年人常吃山楂制品能增强食欲，改善睡眠，保持骨骼、血液中钙的恒定，预防动脉粥样硬化，使人延年益寿，故山楂被人们视为"益寿果"。

药典选录 ▼

"化食积，行结气，健胃宽膈，消血痞气块。"

——《日用本草》

"化饮食，清肉积、症瘕、痰饮、痞满、吞酸、滞血痛胀。"

——《本草纲目》

　　🩺 **医生叮咛** ▶ 山楂不适合孕妇吃，因为山楂可以刺激子宫收缩，有可能诱发流产。

山楂治病偏方

1. 治高血压偏方 >>>>>>>>>

　　山楂30克。山楂置于大茶杯中，用滚水冲泡，代茶饮用。每日1次，多饮即可。可消除血脂肪（胆固醇），对高血压引起的血管硬化有治疗作用。（经验方）

2. 治失眠偏方 >>>>>>>>>

山楂核 30 克，柿叶 20 克。先将柿叶切成条状，晒干；再将山楂核炒焦，捣裂。每晚 1 剂，水煎服。7 天为 1 疗程。主治失眠。(《四川中医》1983 年第 2 期)

3. 治冻疮偏方 >>>>>>>>>

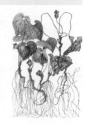

山楂 20 克，细辛 2 克。将山楂用火烧焦捣如泥状；细辛研细末，合于山楂泥中，摊布于敷料上，贴于患处，每天换药一次。此方治疗冻疮效果极佳，一般用药 4～5 次即可痊愈。(《四川中医》1990 年第 10 期)

4. 治疝气偏方 >>>>>>>>>

野山楂 15～30 克，红糖适量。野山楂水煎后加红糖，一日 2～3 次分服。治小肠疝气和肠疝痛。(经验方)

5. 治恶露不尽偏方 >>>>>>>>>

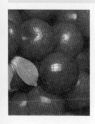

鲜山楂 60 克，粳米 60 克，白糖 10 克。先用山楂入砂锅煎取浓汁，去渣，然后入粳米、白糖煮粥。可作上、下午点心服用，不宜空腹食。以 7～10 日为 1 疗程。注：慢性脾胃虚弱病人不宜选用。(经验方)

山楂食疗方

■ 分解脂肪、促进消化食疗方 >>>>>>>>>

　　肉类吃得多了，会增加肠胃负担，导致消化不良，很容易积聚脂肪。山楂历来用于健脾胃、消食积，尤长于治油腻肉积所致的消化不良、腹泻腹胀等。近代研究证明，食山楂后能增加胃中酶类物质，促进消化，其所含脂肪酶亦能促进脂肪食物的消化。

山楂荷叶汤 ▼

配方：山楂 35 克，香蕉 2 个，新鲜荷叶半张，冰糖 30 克。

制法：（1）将山楂洗净，切片；香蕉去皮，切 3 厘米

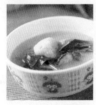

长的段；荷叶洗干净；冰糖打碎成屑。
（2）将冰糖、山楂、荷叶放入炖锅内，加入香蕉、清水适量，用中火煮 25 分钟即成。

功效：开胃增食、促进消化、延缓衰老。

■ 阻断细胞突变、防治癌症食疗方 >>>>>>>>>

　　黄曲霉素是目前发现的化学致癌物中最强的物质之一。它主要引起肝癌，还可以诱发胃癌、肾癌、直肠癌、乳腺癌、卵巢癌等。黄曲霉素主要存在于被黄曲霉素污染过的粮食、油及其制品中。

山楂所含的黄酮类药物成分中，有一种牡荆素化合物，能阻断亚硝酸的合成，对致癌物黄曲霉素的致突变作用有显著抑制效果。一些研究还证明，山楂中含量很高的维生素C有抑制肿瘤细胞的作用，还可用于宫颈癌、食管癌、胃癌、直肠癌、乳腺癌等多种癌症的辅助治疗。

燠山楂 ▼

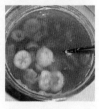

配方：山楂1000克，白糖500克，桂花酱5克，水2000毫升。

制法：（1）将山楂洗净，挖去核，保留整个果肉，呈算盘珠形状，放入锅中，加清水2000毫升，用微火煮至五成熟，捞出去皮。

（2）锅内留清水200克，加入白糖，用中火烧沸，待糖溶化，撇去浮沫，倒入山楂，移至微火上，烧至汁浓时，放入桂花酱，轻轻搅匀，倒入盘中，凉凉即成。

功效：开胃解腻，防治癌症。

- -

■ 调节心脏功能、防治高血压食疗方 >>>>>>>>>

　　心脏是人体的主要循环器官，高血压对心脏的直接损害表现为心脏在长期高负荷运转的情况下，发生心肌组织代偿性增生肥厚。如果高血压不治愈，心脏损伤将进一步加重，心脏病变会扩大，日久则造成心脏收缩无力，而发生心力衰竭。

山楂中的山楂黄酮有一定的强心作用，可增加心排血量，减慢心律，使心脏收缩加强；山楂三萜烯酸对疲劳心脏搏动有恢复作用，还有抑制人脑中单胺化酸作用，可调节心血管功能，降低血压。

山楂素丸子 ▼

配方：山楂 250 克，鲜藕 250 克，山药 250 克，冰糖 100 克，鸡蛋清 50 克，淀粉 50 克，桂花汁、青红丝、白糖各适量，面粉少许，植物油 50 毫升。

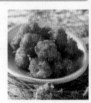

制法：（1）将藕、山药、山楂洗净，藕、山药去皮，山楂去核、蒂，入笼屉蒸烂，放入盆中，搅碎成泥；冰糖研成细末，与鸡蛋清及淀粉入盆内，搅拌均匀，做成山楂大小的丸子，即素丸子。
（2）锅内放油，烧热，将丸子逐个炸成金黄色，捞出，摆在盘中。
（3）锅内加水烧开，放入面粉，再烧开，放入淀粉，勾成稀芡，浇在丸子上，再撒上桂花汁、青红丝、白糖即成。

功效：此方有降血压、利尿、健肾、益气的功效。

山楂酱 ▼

配方：鲜山楂 1000 克，白糖 500 克。
制法：（1）将山楂洗净，每个一切两半，剔除虫蛀和霉烂部分，挖去子。
（2）将修整好的山楂放在锅内，倒水（没过山楂），点火煮沸 10 分钟，加白糖，改小火，煮至汁稠浓时，用干净筷子将山楂全部搅碎，汁快收干时即可。

功效：此方开胃助消化，有利健体，适宜高脂血症、高血压、冠心病患者食用。

■ 持久降低血压和血脂食疗方 >>>>>>>>>

　　每个人的血管都会自然衰老，而炎症、环境恶化及饮酒等不良生活习惯，则会损伤血管内皮，加速脂质沉积，形成鸡蛋壳一样的血垢，使管腔变窄、变硬、变脆，导致血管堵塞。山楂三萜烯酸和山楂黄酮能扩张外周血管，降低胆固醇和脂质在器官上的沉积，增加血中高密度脂蛋白的浓度，增加胆固醇的代谢，消除冠状动脉的脂质沉积，弹性纤维断裂及血栓形成等。

山楂炒肉干 ▼

配方：山楂 100 克，猪瘦肉 250 克，植物油 50 毫升（约耗 30 毫升），香油 15 毫升，姜 30 克，葱 30 克，花椒 5 克，料酒 25 毫升，酱油 5 毫升，味精 2 克，白糖 5 克。

制法：（1）选优质山楂，用清水冲洗干净，切成圆片，去子，个小的拍破待用。

（2）猪瘦肉剔去皮筋、冲洗干净，切片；姜切片，葱切段。

（3）将 50 克山楂片加水 1500 毫升放入锅中，旺火烧沸，下猪肉片，煮至六成熟，捞出稍晾，放在盘内，用酱油、葱、姜、料酒、花椒拌匀，放置

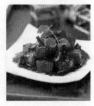

10分钟，沥去水。

（4）锅置中火上，倒入植物油，烧热，投入肉片，炒干水分，色微黄时，用漏勺捞出，沥去油；锅内留少许油，重置火上，投入余下的 50 克山楂，略炸，再将肉片倒入锅内，反复翻炒，微火收干汁，起锅装在盘内，再淋入香油，撒上味精、白糖，调匀即成。

功效：此方具有滋阴健脾、开胃消食的作用，可作为高脂血症、冠心病患者的膳食。

■过敏性结肠炎食疗方 >>>>>>>>>

　　过敏性结肠炎是消化系统最常见的疾病之一，属于胃肠功能障碍性疾病，其发病与精神、心理、饮食、环境等因素有关。过敏性结肠炎主要表现为腹痛、腹胀、腹泻、便秘、黏液便等，以腹痛和慢性腹泻最为多见。山楂含有酒石酸、柠檬酸、山楂酸，这些酸有收敛止泻的作用。因此，对于过敏性结肠炎引起的腹痛、腹泻，山楂是有辅助治疗作用的。

山楂汤 ▼

配方：山楂 50 克，猪排 150 克，芹菜叶 100 克，盐少许。

制法：（1）将山楂洗净；芹菜叶洗净，切碎；猪排洗净，切块。

（2）锅置火上，放入清水，下入山楂、猪排，用慢火焖熟，下盐，再撒入芹菜叶末即成。

功效：开胃化积，收敛止泻。

hongzao

红枣

红枣为鼠李科植物枣的成熟果实,又名大枣、干枣、大红枣。山东的金丝小枣、北京的三红枣、甘肃的敦煌枣及河南的灵宝圆枣等,都是较优良的品种。红枣含有大量的糖类物质和多种维生素,具有较强的补养作用。

药典选录 ▼

"平胃气,通九窍,补心气,少津液、身中不足,和百药。"
——《神农本草经》

"润心肺,止嗽。补五脏,治虚劳损,除肠胃癖气。"
——《日华子本草》

🛡 **医生叮咛 ▶** 过多食用红枣会引起胃酸过多和腹胀,因此腹胀、胃胀者忌食。

红枣治病偏方 🌊

1. 治痢疾偏方 >>>>>>>>>

红枣10颗,山药200克,鲜扁豆50克,陈皮30克。将山药切成薄片、鲜扁豆、枣肉切碎,陈皮切丝,再加面粉及适量白糖制成糕,适量食用。健脾止泻、益气化湿,主治下痢时发时止,日久不愈。(经验方)

2. 治腹痛偏方 >>>>>>>>>

红枣7颗（去核），胡椒9粒，黄酒适量。红枣、胡椒共捣烂，黄酒送服。主治腹痛、胃痛。（经验方）

3. 治失眠偏方 >>>>>>>>>

红枣20颗，红糖12克，黄芪10克。红枣连核捣碎，煎汤饮之，煎时以红糖入汤；如有盗汗症，则加黄芪。治疗失眠。（经验方）

4. 治贫血偏方 >>>>>>>>>

红枣15颗，粳米50克。红枣洗净，与粳米同置锅内，加水400毫升，煮至粳米开花、表面有粥油即成。每日早晚温热服。适用于贫血、营养不良等症。注：患有实热证者忌食。（经验方）

5. 治风疹偏方 >>>>>>>>>

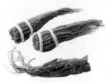

红枣5颗，党参9克，五味子6克。上述三味煎汤服。吃红枣，每日1剂。主治风疹块，症见形寒怕冷、胸脘胀闷、神疲乏力等。（经验方）

6. 治皮肤瘙痒偏方 >>>>>>>>>

红枣10颗，干姜9克，桂枝6克。将上述三味共煎汤服，每日1剂，1周为1疗程。本方疏风散寒，主治风寒侵表型皮肤瘙痒。（《常见病饮食疗法》）

7. 治口疮偏方 >>>>>>>>>

红枣 10 颗，红糖 150 克，面粉适量。红枣煮熟去皮、核，加入红糖调匀。用放好碱的发面包，蒸熟后食用。温中和胃，用于脾胃虚寒之口疮。（经验方）

8. 治小儿营养不良偏方 >>>>>>>>>

红枣 10 颗，茶叶 5 克，白糖 10 克。茶叶用开水冲泡，取汁。将红枣洗净，加白糖、水适量，共煮至枣烂，倒入茶汁，拌匀食用。本方具有消积理脾之功效，主治小儿疳积属脾虚气弱者。（经验方）

9. 治小儿流涎偏方 >>>>>>>>>

红枣 20 克，白术、益智仁各 15 克，此为 5 岁用量，可视年龄大小增减。水煎，分 3 次服，每日 1 剂。治疗小儿流涎症。（《四川中医》1984 年第 2 期）

10. 治妇女带下病偏方 >>>>>>>>>

红枣 10 颗，马兰根 20 克。将马兰根洗净，切碎，与红枣煎水取汁，代茶饮。（《常见病验方研究参考资料》）

11. 治痛经偏方 >>>>>>>>>

红枣 10 颗，姜 6 克，红糖 60 克。加水适量煎汤饮。月经前，每日一次，连服 3 ～ 5 日。适用于气血不足型痛经。（经验方）

红枣食疗方

■ 补铁、防治贫血食疗方 >>>>>>>>>

　　贫血是指血液中红细胞数量太少，血红素不足。贫血分成几种不同的情形，其中一种是缺铁性贫血，即红细胞中铁质含量太少，这也是所有贫血情形中最常见的一种。要预防缺铁性贫血，首先要注意饮食，要均衡摄取红肉、肝脏、蛋黄、谷类等富含铁的食物。红枣中富含铁，对防治贫血有重要作用。

红枣炖兔肉 ▼

配方：红枣 15 颗，兔肉 150 克，酱油、料酒、姜片、葱段、盐各适量，白糖少许。

制法：（1）选色红、肉质厚实的大红枣洗净。
（2）兔肉洗净，切块，与红枣一起放入砂锅内，再放入料酒、酱油、姜片、葱段、盐、白糖，隔水炖熟，即可食用。

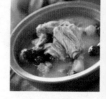

功效：补益脾胃、补血止血，主治贫血、血崩等症。

■ 神经衰弱食疗方 >>>>>>>>>

　　神经衰弱是一种常见的神经病症，患者常感脑力和体力不足，容易疲劳，工作效率低下，常有头痛等躯体不适感和睡眠障碍，但无器质性病变存在。患者一般需在医生指导下进行适宜的治疗，还要在平时注意饮食的调养，多吃具有安神、镇静作用的食物，如红枣等。红枣中所含有的黄酮类物质葡萄糖苷有镇静、催眠和降压作用，其中被分离出的柚配质C糖苷类有中枢抑制作用，即降低自发运动及刺激反射作用、强直木僵作用，故红枣具有防治神经衰弱之功。

二米红枣粥 ▼

配方：红枣8颗，大米100克，小米60克，白糖30克。

制法：（1）将大米、小米淘洗干净，用冷水浸泡半小时，捞出，沥干水分；红枣洗净，去核。

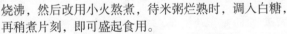

（2）锅中加入约1500毫升冷水，放入大米、小米和红枣，先用旺火烧沸，然后改用小火熬煮，待米粥烂熟时，调入白糖，再稍煮片刻，即可盛起食用。

功效：增强人体抗病、防病能力，益智健脑。主治神经衰弱引起的神志不安、久卧难眠等症。

莲枣薏米粥 ▼

配方：红枣5颗，薏米150克，莲子50克，冰糖15克。

制法：（1）薏米洗净，用冷水浸泡3小时。

（2）莲子洗净；红枣洗净，去核。

（3）锅中加入约 1000 毫升冷水，放入薏米，用旺火烧沸，然后加入莲子和红枣，一起焖煮至熟透，调入冰糖，稍煮片刻，即可盛起食用。

功效：安神益智，用于防治神经衰弱、高血压、动脉硬化等病症。

■ **胆结石食疗方** >>>>>>>>>>

　　胆结石是胆汁在胆囊内和胆管内凝固产生的结石。急性发作可引起胆绞痛、中上腹或右上腹剧烈疼痛、坐卧不安、大汗淋漓、面色苍白、恶心、呕吐，甚至出现黄疸和高热。经常食用红枣的人很少患胆结石，这是因为红枣中含有丰富的维生素 C，可使体内多余的胆固醇转变为胆汁酸。胆固醇少了，结石形成的概率也就随之减小。

姜枣桂圆 ▼

配方：红枣 25 颗，桂圆肉 250 克，鲜姜汁 20 毫升，蜂蜜适量。

制法：（1）将红枣洗净，用温水浸泡；将桂圆肉洗净；将泡红枣的水和洗桂圆的水澄清过滤待用。

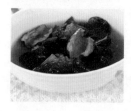

（2）将红枣、桂圆肉同放入锅中，放入澄清过滤的水，不够再加清水，煎煮至七成熟时，加入姜汁及适量蜂蜜，煮沸调匀即成。

功效：滋补、健体、延年益寿，可防治胆结石。

香蕉

香蕉为芭蕉科植物甘蕉的果实，又称甘蕉、蕉果、蕉子。香蕉在我国南部也有 2000 多年的栽培历史，早在战国时期的《庄子》和屈原的《九歌》中就对香蕉作过记载。香蕉又被称为"智慧之果"。而欧洲人则因其能解除忧郁而称香蕉为"快乐之果"。

药典选录 ▼

"止咳润肺解酒，清脾滑肠，脾火盛者食之，反能止泻止痢。"

——《本草求原》

"生食破血，合金疮，解毒酒。干者解肌热烦渴。"

——《食疗本草》

🧑‍⚕️ **医生叮咛** ▶ 脾胃虚寒腹泻者不宜多食。

香蕉治病偏方

1. 治便秘偏方 >>>>>>>>

香蕉 100 克，生地 20 克，冰糖适量。水煎生地，去渣留汁。香蕉剥皮切成段，放入生地水和冰糖同煮。每日 2 次。本方养阴清热，生津润肠，适用于血虚便秘。（经验方）

2. 治痔疮偏方 >>>>>>>>>

香蕉 150 克。每晚睡前吃香蕉，有止血润便之功效，常吃，对治疗肠热痔疮出血有效。（经验方）

3. 治眩晕偏方 >>>>>>>>>

香蕉肉 200 克，绿茶 10 克，蜂蜜 25 毫升，盐适量。上述四味共置大碗中，搅拌后加开水 300 毫升，泡 5 分钟后服，每日 1 剂。主治眩晕。（经验方）

4. 治气管炎偏方 >>>>>>>>>

香蕉 100 克，冰糖适量。香蕉剥皮切块，加水、冰糖，隔水慢炖 1 小时后去渣取汁，趁热食用。主治支气管炎，也可用于防治热咳、喉痛。（经验方）

5. 治子宫脱垂偏方 >>>>>>>>>

香蕉花（凋谢落地的）适量。将香蕉花炒黄存性研末，每日 2 次，每次 1 汤匙，开水送服。治子宫脱垂。（经验方）

6. 治白喉偏方 >>>>>>>>>

香蕉皮 60 克。将香蕉皮切碎，加水煎服，每日 3 次。主治白喉。（经验方）

7. 治痢疾偏方 >>>>>>>>>

香蕉花 50 克，蜂蜜适量。将香蕉花捣烂，加蜂蜜调匀，开水冲服。本方清热利湿、健脾止泻，主治急性菌痢。（经验方）

香蕉食疗方

■ 调节血压食疗方 >>>>>>>>>

钾元素可以帮助维持人体细胞内液体和电解质的平衡状态，而且借此调节血压和心脏功能。在一项最近的研究当中，高血压病人在食用大量含钾的食物之后，对降血压药物的需求量减少了许多。香蕉是水果中的"钾元素仓库"，是所有水果中含钾最高的。

奶油香蕉 ▼

配方：香蕉 350 克，奶油 100 克，白砂糖 150 克，柠檬汁 50 克。

制法：（1）将香蕉剥去皮，并捣成泥；将白砂糖加适量清水，上火煮化后过滤，再倒入香蕉泥中；将柠檬汁也倒入香蕉泥中。

（2）奶油搅打成雪花状，放入香蕉泥中，搅拌均匀，凉凉后送入冰箱冷冻，温度控制在 3℃左右，半小时后即可食用。

功效：防治动脉硬化和心脏病，适宜高血压、心脏病患者常食。

■ 预防中风食疗方 >>>>>>>>>

脑中风又称脑血管意外或脑卒中，是由脑部血液循环障碍，导致以局部神经功能缺失为特征的一组疾病。包括颅内和颅外动脉、静脉及静脉窦的疾病，但以动脉疾病为多见。钾对于人体是一种非常重要的元素，它对神经脉冲传送、细胞营养的吸收和废物排出的平衡有着重要作用。机体缺钾是诱发中风的重要因素之一。老年人每天坚持食用香蕉，可减少中风的发生。

高丽香蕉 ▼

配方：香蕉 500 克，精面粉 25 克，湿淀粉 35 克，白砂糖 100 克，鸡蛋清 75 克，熟芝麻 15 克，大油 100 克（实耗 70 克）。

制法：（1）将香蕉剥去皮，切块；鸡蛋清放入碗中，加入精面粉、湿淀粉调匀，拌成蛋糊。（2）锅置火上，放大油，烧至三成热，将香蕉放进蛋糊中粘匀，下油锅，炸一分钟，捞出。待油烧至八成热时，再放入香蕉，炸呈金黄色，捞出，沥净油。（3）另取锅上火，倒入 50 毫升清水，加进 50 克白糖，待糖溶化、熬至起泡时，放入炸好的香蕉。待香蕉均匀地粘满糖汁后，起锅，装入盘中，撒上白砂糖和熟芝麻即成。

功效：常食可减少中风的发生。

- -

■ 癌症食疗方 >>>>>>>>>

　　人体中有数百种不同的酶需要镁元素的给养。如果人体缺镁，会使有毒物质在体内积聚引起多种疾病，包括癌症。

　　香蕉含有丰富的镁，因此有预防癌症的作用；同时，香蕉中含有大量的碳水化合物、果胶，能将体内致癌物质迅速排出体外，其经细菌消化生成的丁酸盐是肿瘤细胞生长的强效抑制物质；此外，5-羟色胺也能保护胃黏膜，改善胃溃疡，预防胃癌。因此香蕉是一种较好的防癌、抗癌果品。

香蕉粥 ▼

配方：香蕉2只，粳米100克，冰糖10克。
制法：（1）将香蕉去皮，撕掉筋，切成丁。
（2）粳米淘洗干净，用冷水浸泡半小时。
（3）锅中加入冷水、粳米，先用旺火煮开，再改用小火熬煮，待粥将成时，放入香蕉丁、冰糖，再略煮片刻即可。
功效：健体润肤、延缓衰老、防癌抗癌。

■ **胃溃疡食疗方** >>>>>>>>>

　　胃溃疡之所以感觉痛，是胃酸刺激溃疡面所致。胃酸专司消化食物与防腐制酵的重要工作，但胃液分泌有一定的量，如分泌过多，就会出现吞酸、反胃、吐酸水、胃溃疡加重等现象。

　　香蕉所含的5-羟色胺能降低胃酸，增强胃壁的抗酸能力而使其不受胃酸的侵蚀，且能促进胃黏膜的生长，起到修复胃壁的作用。

香蕉鱼卷 ▼

配方：香蕉 500 克，春卷皮 4 张，三文鱼肉 4 块（约重 300 克），盐、胡椒粉、植物油各适量，香槟酒、鱼子酱各少许，鱼汤 150 毫升，干葱粒 50 克。

制法：（1）将香蕉去皮，压成蓉；鱼块用盐及胡椒粉腌过。

（2）将每张春卷内涂上植物油，分别先铺上一层香蕉蓉，

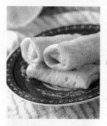

再放上一个鱼块，包成卷，放入烤箱内，用中火烤 7 ~ 10 分钟，取出，放盘中。

（3）将香槟酒、鱼汤、干葱粒、鱼子酱煮浓，用鱼卷蘸食。

功效：健脾养胃、益智通便，适宜消化不良、胃溃疡患者食用。

樱桃菠萝西米香蕉羹 ▼

配方：香蕉 500 克，红樱桃 30 克，菠萝 50 克，西米 50 克，白糖 100 克。

制法：（1）将香蕉去皮，切成小丁；樱桃去核，切成小丁；菠萝去皮，也切成小丁。

（2）西米淘洗干净，用清水泡 4 小时，涨发后，入锅，用中火，加入适量清水，待煮熟后，加进白糖，略煮一下，再放入香蕉丁、菠萝丁和樱桃丁煮开，撇去浮沫即成。

功效：补血止渴、通便，适宜胃溃疡患者食用。

猕猴桃

　　猕猴桃为猕猴桃科植物猕猴桃的果实，又称藤梨、羊桃、毛梨、连楚。猕猴桃所含的营养物质极为丰富，其种类之多，含量之大，是其他水果无法比拟的。因其维生素 C 含量在水果中名列前茅，1 个猕猴桃能提供 1 个人 1 日维生素 C 需求量的 2 倍多，故被誉为"维生素 C 之王""水果金矿"。

药典选录 ▼

"去烦热，止消渴。"

——《食疗本草》

"和中安肝。主黄疸，消渴。"

——《食经》

> 医生叮咛 ▶ 脾胃虚寒的人应少食，否则易导致腹痛腹泻。

猕猴桃治病偏方

1. 治高脂血症偏方 >>>>>>>>

　　鲜猕猴桃 100 克。将鲜猕猴桃洗净剥皮，榨汁饮用；也可洗净剥皮后直接食用。每日 1 次，常服有效。主治高脂血症，并有防癌作用。（经验方）

2. 肺结核偏方 >>>>>>>>>

　　猕猴桃根 50 克，红枣 5 颗。将猕猴桃根切碎，与红枣一起加水煎服。可用于治疗肺结核。（经验方）

3. 治消化不良偏方 >>>>>>>>>

　　猕猴桃干 100 克。将猕猴桃干用水煎服，早晚分 2 次服完。可治疗消化不良、食欲缺乏。（经验方）

4. 治胀肚偏方 >>>>>>>>>

　　新鲜猕猴桃 150 克。直接食用猕猴桃，每日 3～4 次。可治疗胸腹部闷胀、高热烦渴。（经验方）

5. 治便秘偏方 >>>>>>>>>

　　新鲜猕猴桃 150 克。每日清晨起床后空腹吃一两个猕猴桃，隔一小时再用早餐。便秘之苦就可减轻。（经验方）

6. 治尿路结石偏方 >>>>>>>>>

　　新鲜猕猴桃 150 克。每次饭后 1 小时吃，每日吃 3 次。可辅助治疗尿路结石。（经验方）

7. 治肝炎偏方 >>>>>>>>>

　　（1）鲜猕猴桃 60 克，白马骨 60 克，茵陈 15 克。上述三味加水 1000 毫升煎煮至 700 毫升。每日 1 剂。可治急性肝炎。（经验方）

　　（2）鲜猕猴桃 100 克，红枣 12 颗。将猕猴桃去皮切碎，与红枣水煎代茶饮。可有效治疗急性肝炎。（经验方）

猕猴桃食疗方

■ 癌症食疗方 >>>>>>>>>

猕猴桃富含维生素C，而且在人体内的利用率高，堪称"维生素C之王"。维生素C的抗氧化能力是非凡的，因此防癌抗癌效果也是非常显著的。此外，维生素C还可辅助治疗酒精中毒、坏血病、过敏性紫癜、感冒及脾脏肿大、骨节风病、热毒、咽喉肿痛等。猕猴桃所含的有效物质猕猴桃碱也具有直接抗癌和间接抗癌的作用，能阻断致癌物质亚硝基在人体内合成，既能预防多种癌症的发生，又能提高免疫功能。

猕猴桃粥 ▼

配方：猕猴桃 100 克，大米 60 克，白糖适量。

制法：(1) 将猕猴桃洗干净，去皮取瓤。

(2) 大米洗净，用冷水浸泡半小时，捞出沥干。

(3) 取锅倒入冷水，放入大米，先用旺火烧沸后改用小火煮半小时，加入猕猴桃，再继续煮 15 分钟，加入白糖调味即可。

功效：此方具有润肺生津、滋阴养胃的功效，适用于烦热、消渴、食欲缺乏、消化不良、肺热咳嗽、痔疮等病症。健康人食之能提高抗病能力、预防癌症、泽肤健美、延年益寿。

很多重金属如铅、汞等都对人体健康有害，过量摄入和积蓄，会导致胃、肠、肝、肾等器官的疾病，严重时会引起肾脏坏死、尿毒症等。猕猴桃含有丰富的果胶，它可使肠道中的铅沉淀，减少人体对铅的吸收，降低肝肾的负担，也有利于肝功能的恢复。

猕猴桃烩水果 ▼

配方：猕猴桃 500 克，桂圆 100 克，荔枝 100 克，菠萝 100 克，橙汁 1000 克，红樱桃 50 克。

制法：（1）将桂圆、菠萝切成小块；荔枝去壳，用小刀挖去核；猕猴桃洗净，用小刀拉去皮，切成小块。
（2）将以上各料放入钵中，加入橙汁、红樱桃，轻轻搅拌均匀，放入冰箱内冰凉，即可食用。

功效：强心益智、补血健脾、护肝抗癌。

西米猕猴桃粥 ▼

配方：鲜猕猴桃 100 克，西米 50 克，白糖 50 克。

制法：（1）猕猴桃洗净，去皮取瓤；西米淘洗干净，用冷水浸泡回软。
（2）取锅加入约 500 毫升冷水，放入西米，先用旺火烧沸，再改用小火煮半小时，加入猕猴桃，再继续煮 15 分钟，加入白糖调味，即可盛起食用。

功效：排毒、护肝肾。

蛋白水解酶是催化多肽或蛋白质水解的酶的统称，简称蛋白酶，其对机体的新陈代谢及生物调控起重要作用。猕猴桃含有蛋白水解酶，能把肉类的纤维蛋白质分解成氨基酸，从而阻止蛋白质凝固，预防胃部不适。

猕猴桃蜜瓜炒虾仁 ▼

配方：猕猴桃 250 克，蜜瓜 150 克，柠檬 150 克，草莓 100 克，香菜 50 克，鲜虾 400 克，红辣椒 30 克，盐 3 克，高汤适量，荬粉（豆粉或粟米粉）少许。

制法：（1）将猕猴桃、蜜瓜剥皮切片；柠檬半个切片，半个榨汁；鲜虾去背上黑线肠，去壳，用热油略炒（或略煮去壳）。

（2）锅置火上，放入高汤，加盐、荬粉、猕猴桃片、蜜瓜片和柠檬汁，再加虾仁炒匀。

（3）把草莓、柠檬片、香菜、红辣椒围放碟边（或加入同炒）拌食。

功效：本方用于积食难消、胃部不适。

■ 利尿、防治结石食疗方 >>>>>>>>>>

尿路结石是泌尿系统的常见病之一。临床表现有疼痛、尿血，并可引起尿路感染，到了后期可能发生肾功能不全，因而及早防治尿路结石尤显重要。猕猴桃性寒，味甘酸，具有解热止渴，利尿通淋的作用。也可抑制致癌物质亚硝酸的产生。

配方：猕猴桃 500 克，精面粉、白糖各 200 克，鸡蛋 2 个，植物油 100 毫升。

制法：（1）猕猴桃去皮，切片；鸡蛋磕于碗内，搅打起泡，调入面粉，加植物油 30 毫升，制成蛋糊。

（2）炒锅放火上，倒入余下植物油，烧至七成热，将猕猴桃逐片挂面糊下锅，炸至金黄色，捞起装盘。

（3）原锅放火上，锅里留油 15 毫升，加入清水、白糖，溶成糖液，将糖液淋于炸好的猕猴桃片上即成。

功效：本方具有健脾利湿、益心养阴的功效，可用于防治心血管病、尿路结石、肝炎等疾病。

配方：鲜猕猴桃 1000 克，白糖适量。

制法：（1）将猕猴桃洗净，去皮。

（2）将糖放入锅中，加清水，熬成糖液，取出一半，将猕猴桃肉放入糖液中，煮沸 15 分钟左右，待果肉煮成透明、无白心时，再倒入另一半糖液，继续煮 20 分钟，边煮边搅；煮好后，将果肉捣成泥状，离火，略凉，装入瓶中贮藏即可。

食法：每日 3 次，每次食用 20 克。

功效：此方具有清热通淋、养阴生津的功效，适用于热淋小便不通、尿路结石、口渴、痔疮等病症。

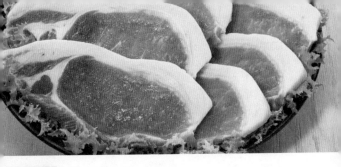

第三章

畜禽水产最强身

　　蛋白质是生命的物质基础，没有蛋白质就没有生命。机体中的每个细胞和所有重要组成部分都有蛋白质的参与。而肉类与海鲜中含有十分理想的优质蛋白，每日适量摄取，对身体非常有益。

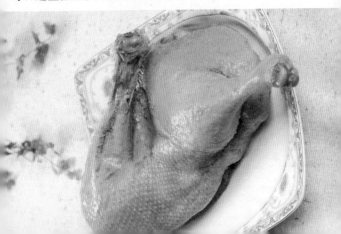

niurou

牛肉

牛肉为牛科动物黄牛或水牛的肉，是很常见的一种肉食，也是中国人的第二大肉类食品，仅次于猪肉，其味道十分鲜美，营养价值非常高，并易于被人体吸收。牛肉含有丰富的蛋白质，肌氨酸含量更是比任何其他肉类都高，这使它对增长肌肉、增强力量特别有效。同时，牛肉中脂肪含量很低，营养组成接近人体需要，所以一直以来备受人们的青睐，素有"肉中骄子"的美称。

药典选录 ▼

"主消渴，止泄，安中益气，养脾胃。"

——《名医别录》

"消水肿，除湿气，补虚，令人强筋骨、壮健。"

——《本草拾遗》

🧑 **医生叮咛** ▶ 牛肉油脂高，栗子淀粉含量高，二者同属温热食品，不宜同食。

牛肉治病偏方

1. 治中风偏方 >>>>>>>>

嫩黄牛肉 500 克。牛肉洗净，水煮成肉糜，去渣取液，再熬成琥珀色收膏。冬天温服，每次 1 小杯，

逐渐可加量，久服有效。本方补肾填精、活血通络，主治肾虚中风、半身不遂、耳鸣目眩等。（经验方）

2. 治阳痿偏方 >>>>>>>>>

　　牛睾丸2个，鸡蛋2个，白糖、盐、豉油、胡椒粉各适量。将牛睾丸捣烂，鸡蛋去壳，六物共拌均匀，锅内放少许食油烧热煎煮，可佐餐食。本方补气益中，主治中气不足导致的阳痿，症见举而不坚、气短乏力、食少神疲等。（《偏方大全》）

3. 治胃溃疡偏方 >>>>>>>>>

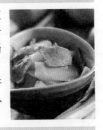

　　牛肉100克，仙人掌50克，植物油、调料各适量。将仙人掌洗净去刺切片，牛肉切片，共入热油锅内急火快炒，加入调料食用。每日1剂。本方具有行气活血、补中养血、止痛之功效，可治各种类型的胃、十二指肠溃疡。（经验方）

4. 治妇女性冷淡偏方 >>>>>>>>>

　　牛肾(去筋膜，细切)1个，阳起石(布裹)200克，粳米100克。以水1500毫升，煮阳起石，取600毫升，去石，下粳米及牛肾，加少许调料煮作粥，空腹食。主治妇女性冷淡，适用于五劳七伤、阴萎气乏等症。（《圣惠方》）

5. 治腹泻偏方 >>>>>>>>>

　　黄牛肉250克。将其上锅煮浓汁，经常饮汁食肉，

有健脾止泻之功。注：古时的霞天膏专治脾虚久泻，即是用黄牛肉熬制而成。（经验方）

6. 治胃痛偏方 >>>>>>>>>>

牛肉70克，仙人掌30~40克，红枣5颗，豆蔻、桂皮、盐各少许。仙人掌洗净去刺，与牛肉、红枣、豆蔻、桂皮、盐共煮汤服。治胃痛。（经验方）

7. 治关节炎偏方 >>>>>>>>>>

牛肉250克，薏米、白藓皮各100克。取无筋膜之牛肉切大块与后二味共炖，不加盐，肉烂即可。食肉饮汤，1日3次。本方祛湿益气、健脾消肿，主治关节炎肿痛，日久不愈。（经验方）

8. 治小儿遗尿偏方 >>>>>>>>>>

牛肉100克，附子9克，黄酒、盐适量。牛肉切小块，与附子同入锅内，加入黄酒，不必加水，用文火煮8~10小时。然后滤取牛肉汁，加盐，临睡前温服。牛肉在第二天早晨可以当菜吃。此法宜在冬季服用，可以连服3个月。（经验方）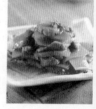

9. 治风疹偏方 >>>>>>>>>>

牛肉200克，南瓜100克。牛肉炖至七成熟，捞出切条。南瓜去皮、瓤，洗净切条，与牛肉同炒作餐食。本方补益脾胃，适用于风疹块，伴恶心呕吐、腹胀腹痛等。（经验方）

牛肉食疗方

■ 冠心病食疗方 >>>>>>>>>

牛肉中含有丰富的钾，这种物质对心脑血管系统、泌尿系统有着至关重要的作用。牛肉中丰富的胶原蛋白，可以强化血管，预防脑出血、冠心病。

红枣桂枝炖牛肉 ▼

配方：牛肉 100 克，红枣 10 颗，桂枝 9 克，胡萝卜 200 克，料酒 10 毫升，葱 10 克，姜 5 克，盐 3 克，高汤 1000 毫升。

制法：（1）把红枣洗净去核，桂枝洗净；牛肉洗净，切块；胡萝卜洗净，切块；姜拍松，葱切段。

（2）把牛肉、红枣、桂枝、胡萝卜、料酒、葱、姜、盐放入炖锅内，加入高汤。

（3）把炖锅置武火上烧沸，再用文火炖煮 1 小时即成。

食法：每日 1 次，佐餐食用。

功效：宣痹通阳、祛寒补血，适用于血虚寒闭型冠心病患者。

■ 糖尿病食疗方 >>>>>>>>>

牛肉中的镁易被人体充分吸收利用，而这种物质进入人体后产生的化合物能够提高胰岛素合成代谢的效率。因此，经常适量食用牛肉有助于糖尿病的治疗。

牛肉胶冻 ▼

配方：牛肉 1000 克，山茱萸 20 克，黄酒 250 毫升。

制法：(1) 牛肉切块，放入大锅加入山茱萸，加水煎煮。每小时取肉汁，加水再煮，共取 4 次汁。合并汁液，以文火继续煎熬，至黏稠为度，再加入黄酒至黏稠时停火。

(2) 将黏稠液倒入盆内冷藏，食用时，取牛肉胶冻吃。

功效：补气益血、健脾安中、降低血糖，适用于气血虚弱、消瘦、少食消渴、精神倦怠、糖尿病等症。

■ 胃寒痛食疗方 >>>>>>>>>

　　传统中医认为，牛肉有补中益气、滋养脾胃的作用。而现代医学也证明，牛肉中含有多种氨基酸和脂类，可产生较高的热量；同时，某种由脂肪酸合成的物质可以使人产生幸福感，并具有缓和疼痛的功效。

姜汁牛肉饭 ▼

配方：牛肉 150 克，粳米 200 克，姜汁、酱油、植物油各适量。

制法：(1) 将牛肉洗净，切碎剁成肉糜，放入碗内，加入姜汁，拌匀后，放入酱油、植物油，再拌匀。

(2) 将粳米淘净，放入盆内，上笼用武火蒸 40 分钟，揭开盖，将姜汁牛肉倒在饭面上，继续蒸 15 分钟即成。

功效：补中益气，抗衰老，强筋健骨。

yangrou

羊肉

羊肉包括山羊肉、绵羊肉、野羊肉三种，是我国人民食用的主要肉类之一。因为羊是纯草食动物，所以肉质较牛肉要细嫩，脂肪、胆固醇含量比牛肉和猪肉都要少，还具有高蛋白、高磷脂、高消化率等优点。寒冬常吃羊肉可益气补虚，促进血液循环，增强御寒能力，因此被誉为"冬季滋补上品"。

药典选录 ▼

"头肉：治骨蒸、脑热、头晕，明目。"

——《日华子本草》

"治腰膝羸弱，壮筋骨，厚肠胃。"

——《日用本草》

🎩 医生叮咛 ▶ 不宜与乳酪、荞麦、豆腐酱、南瓜、竹笋同食。

羊肉治病偏方

1. 治支气管炎偏方 >>>>>>>>>

羊肉100克，当归、姜（布包）各15克，山药50克，盐少许。前五味放瓦锅内加水适量同煮至烂熟，用盐调味，吃肉喝汤。每日1次，连服5～7

日。主治慢性支气管炎，症见咳嗽多痰、面色萎黄、形体瘦削等。(《养生益寿百科辞典》)

2. 治神经衰弱偏方 >>>>>>>>>

肉苁蓉10～15克，精羊肉100克，大米100克，盐、葱白、姜各适量。分别将羊肉、肉苁蓉洗净切细，先用砂锅煎肉苁蓉取汁，去渣入羊肉、大米同煮，待煮熟后加盐、葱、姜煮为粥。以5～7天为1疗程。主治肾阳不足型神经衰弱症。(《医食同源》)

3. 治肺结核偏方 >>>>>>>>>

羊肉500克，小麦仁（小麦去皮）60克，姜9克。上述三味共熬成稀粥，早晚分食，连服一月。主治肺阴虚型肺结核，症见干咳少痰、胸闷隐痛、倦怠无力、口燥咽干等。(经验方)

4. 治遗精偏方 >>>>>>>>>

羊肉60克，肉苁蓉15克，粳米60克，鹿角胶6克，葱白、盐、酒适量。肉苁蓉酒浸一宿，刮去皱皮，切细；羊肉洗净，切细；鹿角胶炒熟，研细末。肉苁蓉、羊肉、粳米同煮粥；临熟，调入鹿角胶末及葱白、盐，1日内分2次空腹食之。主治肾气不固型遗精。(《圣惠方》)

5. 治腹痛偏方 >>>>>>>>>

羊肉250克，肉桂、蔻仁、茴香、姜各5克，盐适量。六味共炖煮至熟，分次食用。主治脾胃虚寒、腹痛反胃。(经验方)

羊肉食疗方

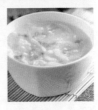

■ 阳痿食疗方 >>>>>>>>>>

　　羊肉性温热，有助元阳、补精血、疗肺虚之功效，人们适时地多吃羊肉不仅可以去湿气，还能起到补肾壮阳的作用，对阳痿早泄患者很有好处，适合男士经常食用。另外，它还有助于提高抗病能力。

羊肉鸡头粉 ▼

配方：羊肉 500 克，苹果 150 克，回回豆 50 克，鸡头粉（即芡实米粉）1000 克，豆粉 500 克，葱、姜、盐各适量。

制法：（1）将羊肉、苹果、回回豆（即去皮的豌豆）同煮熬汤过滤，加入鸡头粉和豆粉做成丸子。

（2）羊肉切细，与丸子同煮至烂熟，调以葱、姜、盐即成。

功效：凡脾肾阳气不足引起的久泄不止、小便频数带浊、遗滑精者可辅食。

参归羊肉 ▼

配方：羊肉 500 克，党参 30 克，当归 15 克，葱段、姜片、香菜、盐、花椒、桂皮、植物油各适量。

制法：（1）羊肉切块，开水氽过捞出；党参、当归用布包。砂锅内放 1500 毫升水，下羊肉块、葱段、姜片、

党参、当归药包及盐、花椒、桂皮
等调料，文火焖3小时，至羊肉烂
熟，捞出沥净汤。油锅烧热，下羊
肉块，炸至金黄色，捞出，置盘中，
撒香菜段即可食用。

功效：可促进血液循环、增温防寒、
补益阳气，阳虚者、遗滑精者及中老年人冬季可间断
服食。

■ 贫血食疗方 >>>>>>>>>>

　　维生素 B_{12} 缺乏时，红细胞的生存时间有一度
缩短，骨髓内虽然各阶段的巨幼细胞增多，但不发
生代偿，因而出现贫血。

　　羊肉中所含丰富的维生素 B_{12}、铁比猪肉和牛肉
要高，所以对贫血、产后气血两虚、久病体弱等症
有良好的食疗效果。

当归炖羊肉 ▼

配方：羊肉500克，当归30克，黄芪50克，葱、姜、
盐、味精、料酒各适量。

制法：（1）羊肉洗净切块，当归、黄芪用纱布包扎。
（2）同入砂锅中，加葱、姜、料酒、盐及清水适量，
武火煮沸后，改文火慢炖至羊肉烂熟，加少量味精即可，
食肉饮汤。

功效：本方能益气生血、补肾生髓，适宜贫血患者及
大病、久病之后身体虚弱者食用，产妇进补也可选用。

■ 癌症食疗方 >>>>>>>>>

科学研究表明,羊肉含有的脂肪酸对治疗癌症有积极意义,特别对治疗皮肤癌、结肠癌以及乳腺癌有着明显的效果。

木耳红烧羊肉 ▼

配方: 熟羊筋条肉 350 克,水发木耳 25 克,鸡蛋 1 个,水发玉兰片 25 克,干淀粉、葱丝、姜丝、盐、味精、酱油、料酒、高汤、花椒油各适量,植物油 500 毫升。

制法: (1) 将熟羊肉切片,放入鸡蛋、干淀粉、酱油拌匀;将玉兰片切成薄片;木耳撕成小块,同葱丝、姜丝放在一起。

(2) 将炒锅放在火上,倒入植物油,烧至五六成热时,将肉下油,炸成柿黄色后,捞出,控净油。

(3) 再将炒锅放火上,加入花椒油,将葱丝、盐、姜丝、木耳、玉兰片下锅煸炒一下,随即加入高汤,投入炸好的肉片和料酒、味精,烧至汁浓、肉烂即成。

功效: 健体壮阳,防癌抗癌。

羊肉粳米粥 ▼

配方: 羊肉 100 克,粳米 150 克。

制法: (1) 羊肉洗净切碎,粳米洗净。

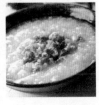

(2) 同入砂锅中,加适量清水,文火熬煮至米粥熟,早晚各服 1 次。

功效: 益肾气、强阳道、温中祛寒、防癌抗癌。

zhuxue

猪血

　　猪血又称血豆腐或血花，不仅蛋白质特别丰富，还含有多种人体所需的微量元素，尤其含铁量高，是最理想的补血佳品之一。猪血及猪血制品以其丰富的营养和独特的滋补功效，一直为人们所喜爱，素有"液态肉"之美称。

药典选录 ▼

"主奔豚暴气，中风头眩，淋沥。"

——《名医别录》

"主卒下血不止，美清酒和炒服之。"

——《千金·食治》

🩺 **医生叮咛** ▶ 高胆固醇血症、肝病、高血压和冠心病患者应少食。

猪血治病偏方

1. 治冠心病偏方 >>>>>>>>>

　　猪血200克，面粉250克。猪血拌入面粉中，和好，切块，蒸成糕。可防治动脉硬化，对冠心病患者有辅助疗效。（经验方）

2. 治贫血偏方 >>>>>>>>>

猪血100克，醋30克，植物油、盐各适量。炒锅下植物油，加醋将猪血炒熟，加盐调味，1次吃完，每日1次。治疗贫血。（经验方）

3. 治吐血偏方 >>>>>>>>>

猪血块焙炭、血余炭各3克，黄酒适量。前二味研为细末，每次6克，黄酒兑开水冲服。主治吐血。（经验方）

4. 治便秘偏方 >>>>>>>>>

猪血150克，菠菜100克，盐少许。菠菜洗净连根切段，猪血洗净切块，二者加水同煮15～20分钟，加盐后饮汤汁。每日1～2次，宜空腹服。本方具有润肠通便之功效，主治习惯性便秘。（经验方）

5. 治月经不调偏方 >>>>>>>>>

猪血150克，当归6克，肉苁蓉15克，熟大油4克，葱白5克，盐2克，味精1.5克，香油3克，冷水适量。将当归、肉苁蓉洗净，放入锅内，注入适量冷水，煮取药液，再将猪血整理干净，切成块，加入药液中煮熟，放入熟大油、葱白、盐、味精拌匀，食用时淋上香油即可。

（经验方）

猪血食疗方

■ 贫血食疗方 >>>>>>>>>>

式猪血中含铁量较高，而且以血红素铁的形式存在，容易被人体吸收利用。处于生长发育阶段的儿童及孕产妇多吃些有猪血的菜肴，可以防治缺铁性贫血。

黄豆芽猪血汤 ▼

配方：熟猪血 300 克，黄豆芽 200 克，姜 4 片，花生油 15 毫升，盐适量。

制法：(1) 黄豆芽洗净，去根，切段；猪血用清水洗净。

(2) 炒锅上火，下花生油烧七成热，爆香姜片，下黄豆芽炒香，注入清水，以旺火烧沸约 30 分钟；放入猪血，烧沸加盐调味即成。

功效：开胃提神、益气补血、滑肠通便，可用于防治贫血。

■ 便秘食疗方 >>>>>>>>>>

猪血中的血浆蛋白被消化液中的酶分解后，会产生一种解毒的物质，有除尘、清肠、排毒的作用，能与侵入人体内的粉尘和金属微粒反应，将其转化为人体不易吸收的物质，直接排出体外，从而避免对人体的损害。因此便秘者最宜食用。

生菜魔芋猪血汤 ▼

配方：猪血 400 克，生菜 60 克，魔芋 100 克，姜丝 16 克，植物油 10 毫升，盐 5 克。

制法：(1) 将生菜洗净，切成小段；魔芋洗净；猪血洗净，切成块状。
(2) 将清水 1000 毫升放入瓦煲内，煮沸后下植物油、生菜、魔芋、姜丝，烧沸 5 分钟后放入猪血，文火煮至猪血熟，加盐调味即可。

功效：行气通便、清热解毒、养血补血，适用于大肠燥热引起的大便不畅者。

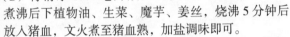

■ 防癌抗癌食疗方 >>>>>>>>>>

　　现代医学家研究发现，猪血含有适量的硒，足以起到防癌抗癌作用，尤其对血癌病人来说，多食新鲜猪血，能够增强血红细胞的造血功能，使病情得到缓解和改善。

山楂红花炒猪血 ▼

配方：猪血 250 克，藏红花 6 克，山楂 20 克，料酒 10 毫升，酱油 10 毫升，盐 2 克，味精 2 克，姜 5 克，葱 10 克，植物油 25 毫升。

制法：(1) 藏红花、山楂洗净，去杂质；猪血放沸水锅内煮 3 分钟，捞起，沥干水分，切块；姜切片，葱切段。
(2) 将炒锅置武火上烧热，倒入植物油，烧至六成热时，下入姜、葱爆香，再下猪血、料酒、酱油，炒变色，下入红花、山楂、盐、味精即成。

食法：每日1次，佐餐食用。

功效：活血补血、益气美容、降血压、抗癌。

■ **延缓机体衰老食疗方** >>>>>>>>>

　　猪血所含的锌、铜等微量元素，具有抗衰老的作用，常吃猪血能延缓机体衰老，使人耳聪目明。尤其老年人的循环系统功能减弱，许多重要器官的血流量和血流速度都明显降低，多食猪血能改善这种状况。

猪血鱼片粥 ▼

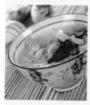

配方：熟猪血300克，鲩鱼肉100克，粳米100克，干贝15克，腐竹20克，酱油10毫升，姜丝2克，葱末3克，胡椒粉1克，盐2克。

制法：（1）粳米洗净，用少许盐、酱油拌匀，与腐竹、干贝一起放入沸水锅中，用小火同煮。

（2）熟猪血洗净，切成小方块。

（3）鲩鱼肉切成薄片，用酱油、姜丝拌匀。

（4）粥约煮40分钟后，将猪血块、姜丝放入，用盐调味，烧沸时放入鲩鱼片，待再烧沸时即可盛起，食用时加入胡椒粉、葱末等调味即可。

功效：促进血液循环，延缓机体衰老。

狗肉

狗肉又名犬肉、地羊肉，为犬科动物狗的肉。民间常说的"寒冬至，狗肉肥"等俗语充分说明，肥嫩美味的狗肉早就有着不错的口碑。狗肉不仅蛋白质含量高，而且蛋白质质量极佳，尤以球蛋白比例大，对增强机体抗病能力和细胞活力及器官功能有明显作用。

药典选录

"安五藏，补绝伤。"

——《名医别录》

🧑‍⚕️ **医生叮咛** 脑血管病、心脏病、高血压病、卒中后遗症等患者均忌吃狗肉。

狗肉治病偏方

1. 治不孕症偏方 >>>>>>>>>

全狗头骨 1 个，黄酒、红糖适量。将狗头骨砸成碎块，焙干或用砂炒干焦，研成细末备用。月经过去后 3～7 天开始服药。每晚睡时服狗骨末 10 克，以黄酒、红糖为引，连服 4 天为

1 个疗程。服 1 个疗程未成孕者,下次月经过后再服。连用 3 个疗程而无效者,改用其他方法治疗。此方适用于宫寒、子宫发育欠佳不能受孕者。注:忌食生冷食物。(《浙江中医》1992 年第 9 期)

2. 治疟疾偏方 >>>>>>>>>>

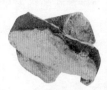

狗肉 250 克,姜 100 克,黑豆 150 克,陈皮 1 片,红枣 10 颗。将狗肉洗净切块,与其余四味加水同煮至肉熟,吃肉喝汤,每日 1 剂。主治疟疾,症见口淡不渴、胸胁闷满、神疲肢倦等。(经验方)

3. 治阳痿偏方 >>>>>>>>>>

狗肉 500 克,黑豆 50 克。狗肉切成块,黑豆先用水浸泡,然后共放锅内加水炖烂,吃肉喝汤,每日 2 次,10 天为 1 疗程。本方具有温肾扶阳之功效,主治肾阳衰弱型阳痿,症见痿而不起、腰酸腿软、滑精早泄等。(《家用谷物果菜治病小窍门》)

4. 治风疹偏方 >>>>>>>>>>

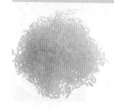

狗肉 300 克,黄芪 50 克,粳米 500 克。狗肉剁烂成泥;黄芪煮水去渣取汁,入粳米煮成粥,待半熟时入狗肉泥及调料即可。本方益气固卫,适用于脾胃不足导致的风疹块。(经验方)

狗肉食疗方

■ 四肢酸软无力、增强抗寒能力食疗方 >>>>>>>>>

　　钾是人体内重要的营养成分，能增强人体神经和肌肉的兴奋性，降低心肌的兴奋性，故能维持神经和肌肉的正常功能，特别是心肌的正常运动。人体一旦缺钾，不仅精力和体力下降，而且耐热、耐寒能力都会降低，最突出的表现就是四肢酸软无力。狗肉中含有丰富的钾，适量食用能够补充人体所需的钾元素，改善四肢酸软无力症状，增强抗寒能力。同时，狗肉中含有丰富的蛋白质、多种氨基酸和脂类，能使机体产生较高的热量，增强防寒抗寒能力。

活血通络狗肉汤 ▼

配方：狗肉 1500 克，附子 30 克，桂皮 30 克，茴香 10 克，姜 150 克，黄酒、盐适量。

制法：（1）狗肉洗净切块。
（2）放姜、桂皮、茴香、附子及适量黄酒、盐，加清水用文火炖 2 小时即成。

功效：适用于手脚无力、畏寒肢冷、冻伤、硬皮病。

木瓜炖狗肉 ▼

配方：狗肉 300 克，木瓜 30 克，白萝卜 100 克，料酒 10 毫升，姜 5 克，葱 10 克，盐 3 克，鸡精 3 克，胡椒粉 3 克，香菜 25 克。

制法:（1）将木瓜洗净,切薄片;狗肉反复冲洗干净,切块;白萝卜洗净,去皮,切块;姜拍松,葱切段。

（2）将木瓜、狗肉、白萝卜、姜、葱、料酒同放炖锅内,加水1200毫升,置武火烧沸,再用文火炖煮45分钟,加入盐、鸡精、胡椒粉、香菜即成。

功效:舒经活络、补中益气、温肾助阳,适用于胃痛、风湿疼痛、脾肾气虚、胸腹胀满等症。

■ 补脑健脑食疗方 >>>>>>>>>>

磷是人体必需的元素之一,对生物体的遗传代谢、生长发育、能量供应等方面都是不可缺少的。磷也是生物体所有细胞的必需元素,是维持细胞膜的完整性、发挥大脑细胞功能所必需的。狗肉中含有丰富的磷,适量食用可维持血浆及细胞中的酸碱平衡,促进物质吸收,刺激激素的分泌,有益于神经和大脑皮质的活动,能够提神益智、补脑健脑。

狗肉黑豆汤 ▼

配方:狗肉500克,黑豆60克,盐少许。

制法:（1）狗肉洗净切块,黑豆洗净,加水以武火煮沸,撇去浮沫。

（2）改文火煨至豆酥肉烂,以盐调味即可。

功效:温肾散寒、健脑益智、润肠通便,适用于阳痿、夜多小便、便秘、畏寒、四肢冰冷、智力低下等症。

■ 补虚益肾、提高性功能食疗方 >>>>>>>>>

众所周知，维生素是人体代谢中必不可少的"生物活性物质"，有些维生素与性功能还有着密切的关系。如维生素A缺乏时，雄性睾丸组织产生精母细胞功能会受影响，会导致输精管上皮变性、睾丸重量下降、精囊变小、前列腺角化等；维生素E有调节性腺和延长精子寿命的作用，能改善血液循环，提高毛细血管尤其是生殖器官部位毛细血管的运动性。狗肉中维生素A的含量是很丰富的，主要功能是促进蛋白质的合成，强化精子活力；而狗肉中的维生素E可提高性欲，促进精子的生成。

红焖狗肉 ▼

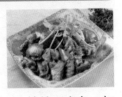

配方： 狗肉500克，盐、红椒、香菜、料酒、生抽各适量。

制法：（1）狗肉洗净，沥干切块；红椒洗净，沥干切块；香菜洗净切段。

（2）油烧热，下狗肉，调入料酒、生抽炒至变色，加入红椒和适量水焖至狗肉熟透。

（3）加盐调味，撒上香菜段即可。

功效： 保肝护肾。

五香狗肉汤 ▼

配方： 狗肉500克，橘皮、桂皮、小茴香、大料、料酒、姜、酱油、白糖各少许。

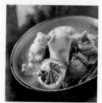

制法：(1) 将狗肉洗净，切成小块，入沸水烫后洗净，放砂锅内加水。
(2) 投入橘皮、桂皮、小茴香、大料、姜、料酒、酱油、白糖，用武火烧沸后，改文火煨至狗肉烂熟，呈酱红色即成。

功效：补中益气、温肾壮阳，用于肾阳不足、腰膝酸软、四肢不温、阳痿不举等症。

■ 胃及十二指肠溃疡食疗方 >>>>>>>>>

　　胃溃疡是青壮年的一种常见病，过去用抗酸剂治疗，如今有专家发现，倘若在服用制酸剂的同时配合吃些维生素A，则效果更好。维生素A是一种人类生长发育所必需的营养物质，它有多方面的生理功能，不但是夜盲症的良药、性功能减退的食补佳品，而且还有维持上皮细胞正常功能的作用，如果缺乏维生素A，会发生许多疾病，胃黏膜上皮的正常功能也与维生素A有关。因此，若适量食用含维生素A较丰富的狗肉，能够辅助治疗胃及十二指肠溃疡。

狗肉干姜汤 ▼

配方：狗肉 100 克，干姜 10 克，葱、盐少许。
制法：(1) 狗肉洗净，切片。
(2) 加干姜及葱、盐，炖汤，食肉喝汤。
功效：适用于脘部冷痛、得热痛减、遇寒即增属脾胃虚寒型溃疡病缓解期。

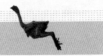

乌鸡

乌鸡，又名乌骨鸡、药鸡、绒毛鸡、黑脚鸡等，为我国特有鸡种，原产于江西泰和。乌鸡与家鸡的形态基本相同，有白羽、黑羽之分，但都为黑皮、黑肉、黑骨。乌鸡肉质十分细嫩、味道鲜美爽口，含有丰富的蛋白质、黑色素、多种维生素和微量元素等物质，营养价值极高，并具有一定的医疗保健作用，是难得的"滋补珍禽"。

药典选录

"入手太阴、足厥阴、少阴经。"

——《本草撮要》

"补阴退热。"

——《本草通玄》

医生叮咛 ▶ 肥胖及患严重皮肤疾病者宜少食。

乌鸡治病偏方

1. 治咳嗽偏方 >>>>>>>>>

乌鸡1只。将鸡块用1500毫升醋文火炖蒸2小时，分3～6次热食。病轻者1只即可，重者2～3只。治疗咳嗽久虚者。（经验方）

2. 治肾虚偏方 >>>>>>>>>

白毛雄乌鸡1只，甜酒120毫升。同煮熟吃，连服5~6只。主治肾虚所致的耳鸣耳聋、腰膝酸软、阳痿遗精。（经验方）

3. 治骨折偏方 >>>>>>>>>

（1）雌乌鸡1只，白酒2500毫升。乌鸡去内脏，洗净，置酒中共煮，至酒熬至一半即可食用。每日早晚各饮服20~30毫升，连服10~15日。本方补益肝肾、活血通络，适合骨折中、后期使用。（经验方）

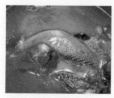

（2）雄乌鸡1只（约500克），三七5克（切片），黄酒、酱油适量。将乌鸡去内脏，三七切片纳入鸡肚中，加入黄酒，隔水清炖，熟后用酱油蘸服。每日1~2次，连服1~2周。本方益气血、补肝肾、强筋骨，促进骨折愈合。（经验方）

4. 治眩晕偏方 >>>>>>>>>

乌鸡1只，甲鱼1只（500克左右）。将甲鱼和乌鸡除内脏洗净，分别切成块，放于砂锅中，加入料酒、盐、葱、姜、水，炖熟至烂，连肉带汁服食。本方滋阴补肾、养血补虚，适用于体虚所致的眩晕。（经验方）

5. 治中风偏方 >>>>>>>>>

雌乌鸡1只，江米酒500毫升。将雌乌鸡去毛、洗净，以酒煮取200毫升，去渣，分3次服，可伴葱、姜、粥食，睡卧取汗，效果更佳。本方温中益气、补虚活血，主治中风舌强、目睛不转。（经验方）

6. 治关节炎偏方 >>>>>>>>>>

麻黄、牛蒡子各12克，雌乌鸡1只。先将乌鸡及内脏，洗净，放入锅内，加水淹没鸡为度。用纱布将麻黄、牛蒡子包裹，同时放入锅内炖煮，可加少量盐调味，勿加别的调味品，以肉烂熟为度，取出麻黄、牛蒡子，食乌鸡肉喝汤各半碗（约500毫升），早晚各服一次。主治类风湿性关节炎。（《四川中医》1984年第1期）

7. 治子宫出血偏方 >>>>>>>>>>

乌鸡1只，艾叶20克，黄酒30毫升。将乌鸡去内脏，洗净，加艾叶、黄酒、水1500毫升，隔水蒸烂熟，吃肉喝汤。主治子宫出血。注：口渴烦热或有发热、小便黄或大便干结者不宜用。（经验方）

8. 治妇女带下病偏方 >>>>>>>>>>

乌鸡1只，白果肉、莲子肉、糯米各15克，胡椒粉适量。将乌鸡去内脏，洗净。将白果、莲子、糯米、胡椒粉装入鸡腹内，加水适量，武火煮至沸，文火炖至烂熟，空腹食之，隔日一次。主治肾虚所致的带下病。（《家用鱼肉禽蛋治病小窍门》）

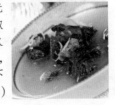

乌鸡食疗方

■ 贫血食疗方 >>>>>>>>>

　　乌鸡体内含有大量的微量元素铁，甚至比菠菜中铁的含量还高10倍，补血效果非常好，可有效治疗女性缺铁性贫血。乌鸡的血清总蛋白明显高于普通鸡。血清总蛋白既是构成机体组织和修补组织的原料，也是新陈代谢、维持多种生理功能的重要物质，对提高机体抵抗力、防治贫血、促进身体健康具有重要作用。

乌鸡补血膏 ▼

配方：乌鸡1只，阿胶、龟板胶、鹿角胶各100克，熟地、当归、枸杞子、红枣各100克，山药150克。

制法：乌鸡去内脏、头足，与熟地、当归、枸杞子、红枣、

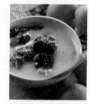

山药同入砂锅中，加水500毫升，文火炖至乌鸡烂熟，弃去药渣及鸡骨，入阿胶、龟板胶、鹿角胶溶化，文火收膏，冷却，装瓶备用。

功效：养血生血、补血，可防治各种类型的贫血。

■ 调养病后及产后体虚食疗方 >>>>>>>>>

　　乌鸡肉含大量的氨基酸，乌鸡的氨基酸构成与普通鸡不尽相同。普通鸡仅含10种氨基酸，而乌鸡

含 17 种氨基酸，包括 7 种人体必需氨基酸，其中亮氨酸可以加速细胞的新陈代谢，促进伤口愈合，因此对术后病人的调养十分有益。乌鸡还含有多种维生素，而且其胆固醇含量极低，是高蛋白、低脂肪的高级补品，对产妇、体弱及老人、儿童补益尤甚。

酒制乌鸡 ▼

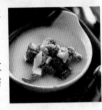

配方：乌鸡 1 只（约 1000 克），党参 30 克，黄芪 100 克，红枣 10 颗，黄酒 500 毫升，盐适量。

制法：（1）乌鸡去内脏，洗净，置瓷盘中，加黄酒浸没，红枣掰开与党参、黄芪同放鸡四周。

（2）入笼屉中隔水蒸熟，取鸡调以盐，分数次食用。

功效：益气补血、活血，是产妇进补的最佳补品。

人参乌鸡片 ▼

配方：乌鸡肉 250 克，鲜人参 15 克，竹笋 30 克，黄瓜 25 克，鸡蛋 1 个，葱、姜、盐、淀粉、植物油各适量。

制法：（1）乌鸡肉洗净切片，鲜人参洗净切片，竹笋、黄瓜切斜片，鸡蛋打开取蛋清。

（2）油锅烧热，下乌鸡片翻炒取出，沥油，淀粉调以清水成稀汁，并加适量盐；再将油锅烧热，下葱、姜、人参片、竹笋片翻炒片刻，下黄瓜片、鸡片，浇上淀粉汁，翻炒数下即可。

功效：此方适宜各种原因导致的身体虚弱者。

缺乏维生素E可出现皮肤滞暗、痛经、月经不调，甚至引起不孕不育等。乌鸡中含有相当可观的维生素E。维生素E不但具有强大的抗氧化功能，还可提高子宫内膜对雌激素的感受性作用，从而对月经异常、痛经和性腺功能减退症状有显著的治疗作用。

板栗炖乌鸡 ▼

配方：乌鸡肉250克，鲜板栗（去皮）200克，葱白10克，香油5毫升，盐3克，姜、花椒各适量。

制法：将净乌鸡肉与鲜板栗同煮至熟，加入葱白、香油、盐、姜、花椒，文火炖至烂熟。

食法：空腹食肉饮汤。

功效：适用于脾肾虚衰、妇女带下、月经不调等症。

黄芪乌鸡 ▼

配方：乌鸡1只，黄芪100克，盐15克，料酒50毫升，姜15克。

制法：（1）乌鸡去内脏，洗净。

（2）黄芪切成段，填入鸡腹内，将鸡放入砂锅，加水至

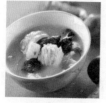

淹没鸡身，文火煨至鸡肉熟，加入盐、料酒、姜，文火烧半小时即可食用。

食法：如用于痛经者，则须在月经来潮前3日始用，连食5日吃完。

功效：补肝肾、益气血，对痛经、男子遗精、早泄有辅助治疗作用。

蚕蛹

蚕蛹是宝贵的动物性蛋白质来源，是一种优良的保健食品。蚕蛹的其他部分，如晚蚕砂（蚕屎）、蚕蜕、蚕茧、白僵蚕（感染白僵菌病死的蚕）等，都可作药用。传统中医认为，蚕蛹性温，味咸，有补肾、强精、壮阳之功，能治男子阳痿滑精、夜尿颇多、腰膝酸软等症。现代医学和营养学研究证明，蚕蛹富含精氨酸，有助于促进雄性激素分泌，提高性欲。

药典选录

"治风及劳瘦。又研敷蚕瘑恶疮等。"

——《日华子本草》

"和脾胃，去风湿，长阳气。"

——《医林纂要》

医生叮咛 ▶ 对鱼等异体高蛋白食物过敏的人忌食。

蚕蛹治病偏方

1. 治慢性胃炎、胃下垂偏方 >>>>>>>>>

蚕蛹适量。将其焙燥，研末。每服 2.5 ~ 5 克，每日 2 次。主治胃下垂，辅助治疗慢性胃炎。注意：此粉须干燥保存，最好存入胶囊，以免失效。（经验方）

2. 治小儿遗尿偏方 >>>>>>>>>

蚕蛹 20 个，乌梅 3 克，白糖适量。蚕蛹和乌梅加水适量煮汤。1 日分 2 次调白糖饮汤食蚕蛹。本方补肾止遗，适用于小儿遗尿。（经验方）

3. 治糖尿病偏方 >>>>>>>>>

蚕蛹 20 个。将蚕蛹洗净后用植物油翻炒至熟，也可将蚕蛹加水和米酒煎煮至熟。炒的可直接食用，煮的可饮用药汁。每日 1 次，可连用数日。本方可调节糖代谢，主治糖尿病及合并高血压病。（经验方）

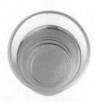

4. 治失眠偏方 >>>>>>>>>

蚕蛹 10 个，米酒 500 毫升。蚕蛹放入米酒，浸泡 1 个月后饮用，每日 2 次，每次饮 2 匙。主治失眠。（经验方）

5. 治乳腺癌偏方 >>>>>>>>>

油炸蚕蛹适量，每日 10 个，常服。（经验方）

6. 治阳痿偏方

蚕蛹 15 个（略炒），核桃仁 100 克。上二味隔水蒸，去蚕蛹。分数次服。本方益气补肾固涩，适用于肾虚遗尿、腰膝酸软、阳痿滑精等症。（经验方）

蚕蛹食疗方

■ 促进雄性激素分泌、提高性欲食疗方 >>>>>>>>>

精氨酸是精子形成的必要成分，常吃富含精氨酸的食物有助于促进雄性激素分泌，补肾益精，提高性欲。此类食物有黏滑的特点，如鳝鱼、鲇鱼、蚕蛹、鸡肉、紫菜、豌豆等。另外，蚕蛹含有丰富的蛋白质、多种氨基酸，是肾虚体弱、病后、妇女产后、老人及骨质疏松症的高级营养补品。

干煸蚕蛹 ▼

配方： 新鲜蚕蛹 20 个，葱花、姜末、蒜末、胡萝卜末、椒盐、红油、盐、料酒、干淀粉各适量。

制法： （1）蚕蛹煮熟，将其从中间竖着剪开成两半，去掉中间的黑心，用盐、料酒、干淀粉腌渍。

（2）锅中下油，约 4 成热时将蚕蛹下锅，用筷子打散，避免粘连，小火炸透，但不要太酥。捞出沥干油。锅中留少许红油，下葱花、姜末、蒜末、胡萝卜末煸干水分，下蚕蛹翻炒，离火撒椒盐，回火上翻炒均匀即可。

功效： 补肾益气，可促进雄性激素分泌，提高性欲。

椒盐蚕蛹 ▼

配方： 蚕蛹 20 个，鲜鱼肉 250 克，鸡蛋 2 个，面粉、淀粉、姜汁、料酒、盐、胡椒粉、葱花、味精、香油各适量。

制法：（1）将鲜鱼肉切成鱼条，加盐、料酒、姜汁腌渍片刻，用鸡蛋、淀粉、面粉调成全蛋糊。

（2）把鱼条挂糊下入热油中炸至金黄色，捞出沥油。

（3）蚕蛹用文火干煸至体内浆干，下入鱼条、盐、胡椒粉、葱花、味精，翻炒均匀，淋上香油即可。

功效：补肾益气，可促进雄性激素分泌，提高性欲。

■ 降低血脂、预防血栓生成食疗方 >>>>>>>>>

蚕蛹所含的不饱和脂肪酸和 α - 亚麻酸能对人体内的脂肪代谢起到一定的调节作用，可预防高脂血症的发生；能渗入血栓和动脉硬化斑块内部，逐层分解、清除血栓和硬化斑块，疏通血管；还能修复破损血管壁，使发硬的血管恢复弹性，避免血栓和动脉硬化斑块的再次形成，防止二次复发。

鲳鱼蚕茧汤 ▼

配方：鲳鱼 1 条，蚕茧壳 10 只。

制法：（1）鲳鱼去内脏，刮洗干净；蚕茧壳以清水漂净。

（2）共入一锅内，加水以文火煮至鱼熟即可。

功效：养胃健脾、润肺生津、护肝降脂，用于治疗高脂血症和脂肪肝等症。

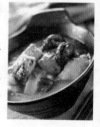

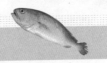

黄花鱼

　　黄花鱼，也叫江鱼，因鱼头上有两颗坚硬的石头，所以古时候又叫石首鱼。黄花鱼有大小黄花鱼之分。

　　大黄花鱼也称大鲜、大黄花、桂花黄鱼；小黄花鱼也称小鲜、小黄花、小黄瓜鱼。二者和带鱼一起被称为中国三大海产，产量较其他鱼类要高得多，特别是大黄花鱼，主要分布在长江口以南的海区，其活动范围又广，却都在我国领海范围内，因此有"中国家鱼"的美称。

药典选录 ▼

"莼菜做羹，开胃益气。"

——《开宝本草》

"石首鱼甘温开胃，补气填精。"

——《随息居饮食谱》

🩺 医生叮咛 ▶ 黄花鱼不可用牛油、羊油煎炸。

黄花鱼治病偏方 🌊

1. 治胃病偏方 >>>>>>>>>

　　黄花鱼1条，姜3片，葱3根。将黄花鱼剖腹去杂洗净，加姜、葱，共炖食。可治各种胃病。（经验方）

2. 治头痛偏方 >>>>>>>>>

（1）黄花鱼1条，茶叶5克，盐少许。黄花鱼剖腹去杂洗净，腹中塞入茶叶，用清汤煮熟，加盐调味即可。可治头痛，也可辅助治疗水肿。（经验方）

（2）黄花鱼1条，盐、陈皮、砂仁、豆蔻和红茶各少许。黄花鱼剖腹去杂洗净，与其他各料共煮成汤食用。可治头痛，也可辅助治疗水肿。（经验方）

3. 治水肿偏方 >>>>>>>>>

黄花鱼1条，苏子5克，杏仁50克，盐少许。黄花鱼剖腹去杂，腹中塞入苏子和杏仁，清汤煮熟，加盐调味即可。治疗水肿。（经验方）

4. 治尿路结石偏方 >>>>>>>>>

鱼脑石2～3粒。将其焙干研成细末，以温水送服，每日2次，每次服1～2克。本方健脾补肾、利水排石，主治肾结石引起的神疲体倦、腰背酸痛、排尿不畅等。注：鱼脑石是黄花鱼（石首鱼）的头中物，是一味常用中药，能下尿路结石，治小便淋漓不通。（经验方）

5. 治阳痿偏方 >>>>>>>>>

黄花鱼1条，海参50克，盐少许。海参泡发，与黄花鱼同煮服食。适用于体虚纳呆、阳痿早泄等症。（经验方）

黄花鱼食疗方

■ 保护视力、防治夜盲症食疗方 >>>>>>>>>

　　人在光线暗淡的情况下，眼睛也可以看见物体，是因为在视网膜上有一种能感触光的明暗的物质——视紫质。视紫质的主要成分就是维生素A。此外，人能分辨各种颜色也离不开维生素A。黄花鱼肉中含有视黄醇，即维生素A。因此经常适量食用黄花鱼，可保护视力，防治夜盲症。

黄花鱼火腿粥 ▼

配方：黄花鱼肉150克，糯米100克，火腿丁10克，胡椒粉2克，味精2克，盐3克，猪油15克，莼菜50克。

制法：（1）黄花鱼肉洗净切丁；莼菜焯水，装碗。
（2）糯米加水煮成粥，加入鱼肉丁及火腿丁、盐、猪油煮熟；最后撒胡椒粉、味精，将粥倒入莼菜碗内。

功效：益气开胃，安神明目，主治夜盲症、胃溃疡、肺结核。

■ 冠心病食疗方 >>>>>>>>>

　　黄花鱼中的N-3脂酸具有影响人体脂质代谢的作用；还可使血三酰甘油和总胆固醇降低，高密度脂蛋白稍增高，肝脏合成极低密度脂蛋白减少，故能积极防止动脉硬化和冠心病的发生。科学家把发现 N-3 脂酸具有预防冠心病的作用称为近年冠心病研究中的三大进展之一。

清蒸黄花鱼 ▼

配方: 黄花鱼 1 条,料酒、盐、姜、葱各适量。

制法:(1)将葱、姜切丝。

(2)将鱼洗净去内脏,里外涂上料酒、盐,鱼腹中放入葱丝、姜丝,上笼蒸 10 分钟即可。

功效: 调节脂质代谢,预防冠心病。

海带黄花鱼 ▼

配方: 黄花鱼 1 条,海带 50 克,植物油 75 克,酱油、黄酱、料酒、高汤、香油、醋、盐、葱、姜、蒜各适量。

制法:(1)海带泡软,捞出切丝;黄花鱼处理好,在鱼的两侧划 4 道直刀口;葱、姜切段,蒜切末。

(2)锅内放入植物油,用旺火烧热,将鱼放入油中,炸至鱼身挺直,见黄色时捞出,盛入盘中。将锅内油倒出,留底油少许,放入海带丝煸炒,随后加入料酒、

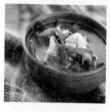

黄酱、酱油、葱段、盐、醋、高汤、姜段,调好汤汁,把鱼放入,盖上盖,移至微火上炖 10 分钟。最后再加入蒜末,滴入香油即成。

功效: 降血脂,益肝肾,调节脂质代谢,预防冠心病。

jiyu

鲫鱼

鲫鱼属鲤形目鲤科鲫属，俗称喜头鱼、鲫瓜子。鲫鱼是我国内陆水域中常见的经济鱼类，味道鲜美，肉质细嫩。鲫鱼的营养价值极高，特点是营养素全面，含糖分多，脂肪少，所以吃起来既鲜嫩又不肥腻。

药典选录 ▼

"主诸疮，烧，以酱汁和敷之，或取猪脂煎用；又主肠痈。"

——《名医别录》

"和五脏，通血脉，消积。"

——《滇南本草》

🩺 **医生叮咛** ▶ 鲫鱼胆有毒，外用可治疮疡热毒，但不可服食。

鲫鱼治病偏方

1.治胃炎偏方 >>>>>>>>>

鲫鱼1条，面条100克。鲫鱼去鳞及内脏，煮成汤后下面条煮食。可连续吃3～6个月。下面时可放少许盐，但不可放醋。适用于慢性胃炎久治不愈者。（经验方）

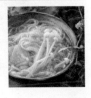

2. 治肾炎偏方 >>>>>>>>>

鲫鱼1条（400克左右），松萝茶15克，独头蒜10个，胆矾9克。鲫鱼去内脏和鳞，洗净，将后三味纳入鱼肚内后扎紧，放入砂锅中加水煮熟，饮汁食鱼。每日2剂，连服3日。宣肺发表、通利三焦，主治急性风寒型肾炎。（《河南省秘验单方集锦》）

3. 治肝硬化偏方 >>>>>>>>>

（1）鲫鱼（约500克），赤豆250克。鲫鱼（若用鲤鱼也可以）洗净与赤豆共煮烂，饮汤食豆。每日1剂，连食1周。健脾消肿、除湿退黄、清热解毒，适用于肝硬化腹水、黄疸。注：阴虚内热者慎服。有肝性脑病倾向者忌服。（经验方）

（2）活鲫鱼1条，冬瓜1个，赤豆30克，姜、葱、黄酒适量。鲫鱼去肠不去鳞，洗净；冬瓜切开一头，去内瓤及子，将鲫鱼放入，略加姜、葱、黄酒，再加入赤豆，用切开之盖盖好，以竹签钉牢，放入砂锅，加水炖3~5小时，喝汤，吃鱼及瓜，最好淡吃，或略加糖、醋。每日1剂，连吃或隔日吃1剂，7日为1疗程。主治肝硬化。（经验方）

4. 治眩晕偏方 >>>>>>>>>

鲫鱼1条（500克左右），天麻5克，葱、姜、盐、料酒、味精各适量。将鲫鱼刮鳞，去内脏洗净，加入调料，盛放于盘中。将天麻洗净，切成片，平放于鱼身上或两侧，加少量水于笼屉中隔水蒸熟，即可食用。主治肝阳上亢型眩晕，症见头晕眼花、面颊潮红、口渴口苦、血压偏高等。（经验方）

5.治小儿麻疹偏方 >>>>>>>>>

1.鲜鲫鱼1条（约250克），鲜蘑菇150克。把鲫鱼洗尽蒸（或炖）沸，放入鲜蘑菇，熬汤。每日分2次服。适用于小儿麻疹出疹期。注：如患者疹出足心、手心，即为麻疹出齐，则停用本品。（经验方）

2.鲫鱼1条，鲜竹笋适量。两者一同炖汤让小儿饮服，有促进麻疹速透早愈之功效。（经验方）

6.治痛经偏方 >>>>>>>>>

鲫鱼1条（约500克），豆蔻、玄胡、陈皮各6克，姜、葱等调料适量。将鲫鱼去鳞、鳃、内脏，洗净，入沸水锅中略焯，捞出。豆蔻、玄胡、陈皮入鱼腹，加入葱姜汤中煮15分钟，烹调后食用。适用于气滞血瘀之痛经。（经验方）

7.治子宫脱垂偏方 >>>>>>>>>

鲫鱼150克，黄芪15克，炒枳壳9克，姜、盐各适量。将鲫鱼去鳞、鳃、内脏，洗净。先煎黄芪、枳壳30分钟，后下鲫鱼。鱼熟后放姜、盐调味，酌量服用，连服3～4周。适用于气虚性子宫脱垂。（经验方）

8. 治子宫出血偏方 >>>>>>>>>

鲫鱼1条，当归9克，血竭、乳香各3克，黄酒适量。鲫鱼去肠脏杂物，腹内塞入当归、血竭、乳香，封泥烧存性，研成细末，用温黄酒送服。每日2次，每次3克。（经验方）

9. 治水肿偏方 >>>>>>>>>

鲫鱼1条，砂仁面20克，甘草末10克。将鲫鱼去鳞及内脏，洗净，将药面纳入鱼腹中，用线缝好，清蒸烂熟，分3次当菜吃（忌盐、酱20天）。（《吉林中草药》）

10. 治湿疹偏方 >>>>>>>>>

取鲫鱼骨适量，烘干后烧成灰，用香油调匀，搽试患处。可治湿疹。

11. 治支气管炎偏方 >>>>>>>>>

鲫鱼1条，甜杏仁、薏米、茯苓各少许，红糖适量。鲫鱼去鳞鳃、内脏洗净，同后三味共入锅，加水适量煮熟，调入红糖，吃鱼喝汤。本方健脾益肺、化痰逐饮，治慢性支气管炎。（经验方）

12. 治妊娠水肿偏方 >>>>>>>>>

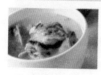

鲫鱼1条（约500克），黄酒30毫升。鲫鱼煮半熟时加入黄酒，清炖，吃鱼喝汤，每日1剂。（经验方）

鲫鱼食疗方

■ 糖尿病食疗方 >>>>>>>>>

鱼肉含有较多的 Ω-3 脂肪酸，可增强人体对糖的分解、利用能力，维持糖代谢的正常状态。

姜橘椒鱼羹 ▼

配方：鲫鱼1条(约500克)，姜30克，橘皮10克，胡椒5克，葱10克，料酒10毫升，盐3克，鸡精3克，鸡油25毫升。

制法：(1) 将姜洗净，切丝；橘皮洗净，切丝；鲫鱼宰杀后，去鳞、鳃、肠杂；胡椒打碎，葱切段。

(2) 将鲫鱼、姜、葱、橘皮、胡椒、料酒同放锅内，加水800毫升，置武火上烧沸，再用文火炖煮25分钟，加入盐、鸡精、鸡油即成。

食法：每日1次，佐餐食用。

功效：温胃散寒、调节血糖，适合三消型糖尿病食用。

■ 心脑血管疾病食疗方 >>>>>>>>>

Ω-3 脂肪酸能阻止血小板聚集成块粘在动脉壁上，它们还能赶走三酰甘油和坏的胆固醇。同时，鲫鱼所含的蛋白质质优、齐全，容易消化吸收，是肝肾疾病、心脑血管疾病患者的良好蛋白质来源。

豆蔻陈皮鲫鱼羹 ▼

配方：鲫鱼 1 条，草豆蔻 10 克，橘皮 5 克，姜 4 片，胡椒粉 3 克，盐适量。

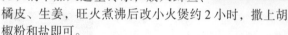

制法：（1）鲫鱼刮鳞去鳃、内脏，洗净。

（2）草豆蔻研末，放入鲫鱼肚内；橘皮切丝。

（3）锅中加入适量冷水，放入鲫鱼、橘皮、生姜，旺火煮沸后改小火煲约 2 小时，撒上胡椒粉和盐即可。

功效：燥湿健脾、温胃止痛、祛瘀血。可治疗高血压及其他心脑血管疾病，亦适用于脘腹胀满、冷痛、反胃、呕吐、食积、血瘀、食欲缺乏等症。

牡蛎鲫鱼汤 ▼

配方：鲫鱼 1 条，牡蛎粉 12 克，豆腐 200 克，料酒 10 毫升，姜、葱各 5 克，鸡汤 500 毫升，酱油 10 毫升，青菜叶 100 克，盐 5 克。

制法：（1）把鲫鱼去鳞、腮、内脏，洗净；豆腐切块；姜切片，葱切花，青菜叶洗净。

（2）把酱油、盐、料酒抹在鲫鱼身上，将鲫鱼放入炖锅内，加入鸡汤，放入姜、葱和牡蛎粉，烧沸，加入豆腐，用文火煮 30 分钟后，下入青菜叶即成。

食法：每日 1 剂，佐餐食用，吃鱼、豆腐、青菜叶，喝汤。

功效：平肝潜阳、降压止痛，用于高血压病肝阳上亢型患者及其他心脑血管疾病。

■ 骨质疏松食疗方 >>>>>>>>>

　　鲫鱼肉中的维生素D、钙、磷含量较为丰富，各自或彼此发挥作用，即能有效地预防骨质疏松症。

雪菜鲫鱼汤 ▼

配方：鲫鱼1条（重约250克），菠菜50克，植物油15毫升，花椒粉、姜、盐各适量。

制法：（1）将鲫鱼宰杀，去头、鳞、鳃、内脏，放入清水中洗净，沥干水；菠菜去杂质，放入清水中洗净，切成小段；将姜去外皮，洗净，切成丝。

（2）炒锅加油，烧至七成热，放鲫鱼略煸，再加入清水、花椒粉、姜丝、盐，烧开，放入菠菜，烧至鱼肉烂熟即成。

功效：健脾益气、补血美容，适用于骨质疏松等症。

菊花鲫鱼汤 ▼

配方：鲫鱼500克，鲜菊花100克，盐5克，料酒10毫升，味精3克，姜5克，葱10克，胡椒粉3克，棒子骨汤3000毫升。

制法：（1）菊花洗净，沥干；鲫鱼处理干净；姜拍松，葱切段。

（2）将鲫鱼、菊花、姜、葱、料酒、盐、味精、胡椒粉、棒子骨汤同放煲内，将煲置炉上煮熟即成。

功效：补益脾胃、和中止痢，适用于骨质疏松等症。

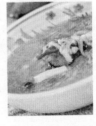

牡蛎

牡蛎，又名蚝或海蛎子，属软体动物门牡蛎科牡蛎属，栖息在浅海泥沙中。牡蛎壳自古列为药用，其肉味鲜美，生食熟食均可。鲜牡蛎肉青白色，质地柔软细嫩。欧洲人称牡蛎是"上帝赐予的珍贵之物"，古罗马人把它誉为"海上美味——圣鱼"，日本人则称其为"根之源"。

药典选录 ▼

"牡蛎肉治夜不眠，志意不定。"

——《食经》

"清肺补心、滋阴养血。"

——《医林纂要》

🛡 **医生叮咛** ▶ 牡蛎含锌非常丰富，不宜与蚕豆、黑面包等膳食纤维含量高的食物同吃，否则会使锌的吸收量大大减少。

牡蛎治病偏方

1. 治便秘偏方 >>>>>>>>

牡蛎肉60克，猪肉丸60克，大米适量。将牡蛎肉加适量清水煮沸，放入大米，同煮至大米开花为度，再放猪肉丸煮熟，食肉饮粥。（经验方）

2. 治牙痛偏方 >>>>>>>>>

干牡蛎肉100克，咸鸭蛋2个，粳米适量。咸鸭蛋去皮，切碎，与牡蛎、粳米共煲粥，连吃2～3日。适宜虚火上升牙痛者食用。（经验方）

3. 治眩晕偏方 >>>>>>>>>

牡蛎18克，龙骨、枸杞子、首乌各12克。先将牡蛎、龙骨加水煎20分钟，再加枸杞子和首乌煎水，取汁去渣。分顿饮服。主治肝阳上亢型眩晕。（经验方）

4. 治漏疮脓血偏方 >>>>>>>>>

牡蛎粉3克，白乳香6克，面粉少许。将白乳香研为末，与牡蛎粉、面粉调为丸子，塞孔中。可治漏疮脓血。（经验方）

5. 治小儿疝气偏方 >>>>>>>>>

牡蛎40克。将其捣碎筛出粉，调成糊涂在阴囊上，每日1次。（经验方）

6. 治湿疹偏方 >>>>>>>>>

牡蛎肉200克（切片），鲜慈姑100克（切片），调料适量。将牡蛎肉煸炒至半熟，加入鲜慈姑后同煸，加调料、清汤，用武火烧开，文火焖透，烧至汤汁稠浓即可。适用于血热型湿疹。（经验方）

牡蛎食疗方

■ 强筋健骨食疗方 >>>>>>>>>

　　牡蛎中钙含量接近牛奶，铁含量为牛奶的 21 倍，食后有助于骨骼、牙齿生长。牡蛎所含的钙盐能致密毛细血管，以减低血管的渗透性；入胃后，与胃酸作用，形成可溶性钙盐而被吸收入体内，可起到调节体内电解质平衡、抑制神经肌肉兴奋的作用。同时钙盐兼具制酸作用，有益胃生津之功效，所以对胃酸过多或患有胃溃疡的人更有益处。

牡蛎豆腐 ▼

配方：牡蛎 200 克，豆腐 150 克，红辣椒 20 克，葱花 10 克，香菜 10 克，蒜末 10 克，豆豉 15 克，酱油 20 毫升，白糖 10 克，香油 5 毫升，植物油适量。

制法：（1）牡蛎洗净，用沸水焯一下；红辣椒切片；豆腐切小块；香菜切成末块。

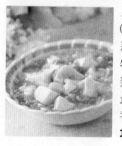

（2）炒锅下植物油烧热，先爆香蒜末、少许葱花，加入烫好的牡蛎翻炒，再加入豆腐块、红辣椒、豆豉、白糖和酱油稍煮，最后撒上葱花及香菜末，并淋上香油即可。

功效：强筋健骨、益胃生津。

■ 降低血压食疗方 >>>>>>>>>

　　胆固醇在人体的胆汁、神经组织和血液中含量较多。若胆固醇长期偏高，将在血管中形成固定的沉淀，导致血管硬化，甚而引发多种心血管疾病。牡蛎所含的牛磺酸可促进胆固醇分解，有助于预防血压升高，降低血脂水平。另外药理学试验研究表明，运用牡蛎增加体内的含锌量，可提高机体的锌镉比值，从而有利于减少人体吸收胆固醇，改善和防治高血压。

丝瓜牡蛎汤 ▼

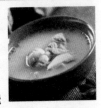

配方：牡蛎肉 200 克，丝瓜 100 克，味精、五香粉、湿淀粉、植物油、料酒、香油、清汤、葱花、姜末、盐各适量。
制法：(1) 将丝瓜刮皮，洗净，切片。(2) 把牡蛎肉入沸水锅中焯 5 分钟，切成薄片。锅上火倒入植物油，烧到六成热，下牡蛎片煸炒，烹入料酒、清汤，中火煮开，下丝瓜片、葱花、姜末，煮沸，加精盐、味精、五香粉，用湿淀粉勾芡，浇香油，拌匀。
功效：清热解毒、凉血和血、降压降糖，对高血压、糖尿病、前列腺炎、尿道炎有疗效。

■ 润肺补肾、提高性功能食疗方 >>>>>>>>>

　　男性的睾丸、前列腺、精液当中，都含有高浓度的锌。当人体内缺乏锌时，性功能会因此而低下，合成睾丸素酶发生紊乱，男子将会发生阳痿或脸上生长痤疮。从中医角度讲，牡蛎通水气，滋润肺部，利于肾水。现代医学证明，牡蛎是含锌最多的天然食品之一，也就是每天只吃 2～3 个牡蛎就能提供给人体全天所需的锌。锌的巨大价值体现在它是男性生殖系统里至关重要的矿物质，尤其是近 50 年来男性的精子数量下降明显，更需补充足够的锌。

牡蛎猪肉粥 ▼

配方：牡蛎 50 克，猪肉馅 25 克，虾皮、橄榄菜各 10 克，粳米 200 克，葱末 5 克，色拉油 15 毫升，料酒 6 毫升，酱油 6 毫升，盐 2 克，味精 1 克。

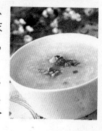

制法：（1）粳米淘净，浸泡半小时，放入饭锅中，加入冷水 1000 毫升，上旺火煮沸后转小火，慢煮约 45 分钟至熟。

（2）牡蛎洗净，沥干水分。

（3）猪肉馅加色拉油、料酒、酱油煸炒至变色，和牡蛎一起倒入粥锅中，再加入虾皮、橄榄菜搅拌均匀，煮 10 分钟，转中火，以盐、味精调味，撒入葱末即可。

功效：提高性功能，对前列腺炎、阳痿有疗效。

牡蛎米粥 ▼

配方：牡蛎 200 克，小米 100 克，姜丝、熟猪油、酱油、盐、味精适量。

制法：（1）将小米淘净，煮粥。

（2）把牡蛎在盐水中泡20分钟，洗净，倒入粥锅，加熟猪油、酱油、姜丝、盐、味精，调匀，用小火将牡蛎煮熟。

食法：每日1剂。

功效：滋阴补肾、养心安神，对胃炎、消化性溃疡、糖尿病、前列腺炎、阳痿有疗效。

■ 缓解大脑疲劳、益智健脑食疗方 >>>>>>>>>

　　人的大脑中也大量存在牛磺酸，当人长时间用脑时，细胞中的牛磺酸被大量消耗。当牛磺酸含量不足时，人就会感到疲倦，与之相应地就会出现类似走神、犯困等现象。及时补充牛磺酸可以对抗疲劳状态，这已是科学家的共识。牡蛎富含牛磺酸，有助缓解大脑疲劳。而且牡蛎所含的DHA（二十二碳六烯酸）、EPA（二十碳五烯酸）是智力发育所必需的重要营养素。牡蛎所含的糖原是机体内能量的储备形式，食用后能提高人的体力和脑力的活动效率。

牡蛎粉煮鸽蛋汤 ▼

配方：牡蛎粉10克，鸽蛋6个，冰糖15克。

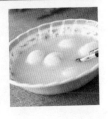

制法：（1）将1500毫升清水放进锅内，放入鸽蛋，烧沸，鸽蛋煮熟后，用漏勺捞起，冷却后剥皮。

（2）将冰糖打碎成屑；在锅内加

水 1500 毫升，投入牡蛎粉烧沸，加入冰糖、鸽蛋即成。

功效：益智健脑。

■ 嫩肤美颜、改善面部肤质食疗方 >>>>>>>>

　　人的大脑中也大量存在牛磺酸，当人长时间用脑时，细胞中的牛磺酸被大量消耗。当牛磺酸含量不足时，人就会感到疲倦。及时补充牛磺酸可以对抗疲劳状态，这已是科学家的共识。牡蛎富含牛磺酸，有助缓解大脑疲劳。而且牡蛎所含的 DHA（二十二碳六烯酸）、EPA（二十碳五烯酸）是智力发育所必需的重要营养素。牡蛎所含的糖元是机体内能量的储备形式，食用后能提高人的体力和脑力的活动效率。

牡蛎蘸酱 ▼

配方：牡蛎 500 克，萝卜 100 克，茼蒿 100 克，酱油 20 毫升，辣椒酱 5 克，醋 10 毫升，白糖 5 克，葱 10 克，蒜 5 克。

制法：（1）牡蛎用热水烫一下，捞出来冷却；茼蒿切成段；萝卜切成丝。

（2）在酱油碗里放入醋、白糖、辣椒酱、葱、蒜，做成糖醋酱。

（3）在盘里铺上萝卜丝，放上牡蛎，旁边放上茼蒿，蘸糖醋酱食用。

功效：细肤美颜、改善面部肤质。

鳝鱼

鳝鱼也叫黄鳝、长鱼、海蛇、地精等。鳝鱼味鲜肉美，并且刺少肉厚，又细又嫩，与其他淡水鱼相比，可谓别具一格。鳝鱼以小暑前后一个月的夏鳝鱼最为滋补味美，故有"小暑鳝鱼赛人参""肉中人参"之说。

药典选录 ▼

"主补中益血，疗沉唇。"

——《名医别录》

"主治少气吸收，足不能立地。"

——《千金·食治》

🏺 **医生叮咛** ▶ 鳝鱼性温热，螃蟹性冷利，功效相反，故二者不宜同吃。

鳝鱼治病偏方

1. 治痢疾偏方 >>>>>>>>>

鳝鱼 1 条，红糖、陈酒各适量。鳝鱼去内脏杂物，洗净切段，放在瓦上焙干成炭，研为粉末，每次 9 克，以红糖拌和，陈酒送服。本方治疗细菌性痢疾，一般数次即愈。注：服此剂，患者忌食生冷水酒、海蜇、海参等。（经验方）

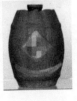

2. 治风湿偏方 >>>>>>>>>>

新鲜鳝鱼净肉125克，姜25克，蒜25克，葱15克，盐适量。先用砂锅把鳝鱼炖煮成糊状，再入姜、蒜、葱煮30分钟，加盐即可食用，吃肉饮汤。主治风湿。（经验方）

3. 治下腹溃烂偏方 >>>>>>>>>>

鳝鱼1条。将其去骨，把带血鳝肉剁成泥糊状，湿敷患处，3小时更换1次。（经验方）

4. 治水肿偏方 >>>>>>>>>>

鳝鱼肉150克，蒜20克，黄酒30毫升。上物共煮服之。主治腹部水肿。（经验方）

5. 治小儿营养不良偏方 >>>>>>>>>>

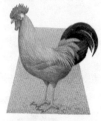

鳝鱼1条，鸡内金6克，调料适量。将鳝鱼去杂洗净，切短段；鸡内金洗净，同鳝鱼肉放入搪瓷碗内，加调料，上笼屉用武火蒸至鳝鱼熟透，空腹食用，每日1次。本方益气养血健脾，主治小儿气血双亏、营养不良。（经验方）

6. 治乳腺炎偏方 >>>>>>>>>>

鳝鱼头（或鳝鱼皮）、黄酒各适量。鳝鱼头（或鳝鱼皮）煅灰，每服3克，黄酒送服。主治乳腺炎、疮痈。（经验方）

鳝鱼食疗方

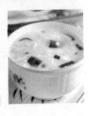

■ **增强性功能、提高性欲食疗方** >>>>>>>>>

　　鳝鱼中富含精氨酸，而精氨酸是精子形成的必要成分，常吃富含精氨酸的食物有助于促进雄性激素分泌，补肾益精，增强性欲和性功能。

冬菇鳝片粥 ▼

配方：鳝鱼肉 100 克，冬菇 3 只，白饭 1 碗，芹菜 1 根，高汤 400 毫升，粟粉 4 克，鱼露 2 克，盐、胡椒粉各 1 克。

制法：（1）白饭先用热水冲散，然后沥干水分；鳝鱼肉放入热水内浸片刻，取出刮去黏液，切厚片，下粟粉、胡椒粉拌匀。

（2）冬菇浸透后切粗条；芹菜洗净切碎。

（3）锅内注入高汤烧热，下冬菇和鳝片煮约 5 分钟，鳝片全熟后下白饭、鱼露和芹菜粒，待沸后下盐调味即可。

功效：补血健胃、增强性功能，适用于病后虚损、贫血、消瘦、性欲减退等症。

牛膝鳝鱼煲 ▼

配方：鳝鱼 500 克，牛膝 10 克，料酒 5 毫升，鸡精 5 克，味精 5 克，棒子骨汤 2500 毫升，姜 5 克，葱 5 克，盐 5 克。

制法：（1）将牛膝洗净，切成 3 厘米长的节；鳝鱼剔去骨头，除去内脏、头及尾，洗净，切成 4 厘米长的段。

（2）将鳝鱼、牛膝、调料同放煲内，加入棒子骨汤，置武火上烧沸，再用文火煲熟，上桌，既可烫其他菜食，又可直接佐餐。

功效：补虚、消肿，适用于气血虚弱、腰膝疼痛等症。

■ 健脑、提高记忆力食疗方 >>>>>>>>>>

鳝鱼富含 DHA 和卵磷脂，它们是构成人体各器官组织细胞膜的主要成分，而且是脑细胞不可缺少的营养。根据美国试验研究资料，经常摄取卵磷脂，记忆力可以提高 20%。故食用鳝鱼肉有补脑健身的功效。

天麻归参鳝鱼羹 ▼

配方：鳝鱼 1 条，天麻片 20 克，当归 15 克，党参 15 克，料酒 10 毫升，葱 10 克，姜 5 克，蒜 5 克，味精 3 克，盐 3 克，酱油 10 毫升。

制法：（1）将鳝鱼剖背脊后，去骨、内脏、头、尾，切丝。

（2）将天麻片、当归、党参装入纱布袋内扎口，鳝鱼置锅内，药袋放入，再放入料酒、葱、姜、蒜、酱油、盐，加水适量。

（3）将锅置炉上，先用武火烧沸，撇去浮沫，再用文火煎熬 1 小时，捞出药袋，加入味精即成。

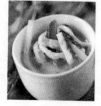

食法：可分餐食用，吃鱼，喝汤。

功效：本方适用于气血不足、久病体弱、记忆力减退等症。

乌贼

乌贼俗称墨鱼或墨斗鱼、乌鱼，因其没有脊椎骨，虽然被叫作鱼，其实它是生活在海洋里的软体动物，是一种营养全面、肉味鲜美的高级保健品，一向被视为病后康复和老幼体虚者的滋补珍品，畅销国内外市场。

药典选录 ▼

"益气强志。"

——《名医别录》

"通月经。"

——《日华子本草》

🔲 **医生叮咛** ▶ 乌贼鱼肉属动风发物，有病之人应酌情忌食。

乌贼治病偏方

1. 治贫血偏方 >>>>>>>>>

乌贼200克，生甘草30克，白糖30克。把生甘草洗净，切片；乌贼洗净，切块。把甘草、乌贼放锅内，加水300毫升煮食。每日1次，佐餐食用。

本方具有清热解毒、滋阴养血等功效，可治贫血。（经验方）

2. 治湿疹偏方 >>>>>>>>>

乌贼骨 100 克。皮肤湿疹且下肢溃疡时，取乌贼骨研极细末，施于湿疹患处，见效很快。（经验方）

3. 治胃酸过多偏方 >>>>>>>>>

乌贼骨 12 克，陈皮 6 克，猪瘦肉 50 克，粳米 50 克。上述四味洗净共煮粥服食。适用于脾胃气虚、胃酸过多等症。（经验方）

4. 治哮喘偏方 >>>>>>>>>

乌贼骨 500 克，红糖 1000 克。将乌贼骨放砂锅内焙干，研为细末，加入红糖调匀。每次服 20 克，用温开水送下，早中晚各一次，连服半月。主治哮喘发作。（经验方）

5. 治带下偏方 >>>>>>>>>

乌贼骨 100 克，狗骨 50 克。将狗骨置火上烧炭存性，和乌贼骨共研细末。每日早晚各用米汤送服 10 克。10 日为一疗程。治妇女湿热带下。（经验方）

6. 治黄褐斑偏方 >>>>>>>>>

乌贼 200 克，桃仁 6 克。将乌贼去骨皮洗净，与桃仁同煮，鱼熟后去汤，只食鱼肉。可作早餐食之。本方补益精气、通调月经、收敛止血、美肤乌发、除斑消皱，适用于黄褐斑及皱纹皮肤者。（经验方）

乌贼食疗方

■ 癌症食疗方 >>>>>>>>>>

乌贼中含有大量硒等元素，既可抗病毒，又能防治癌症。乌贼肉中含有的黏多糖类具有强烈的防腐作用。

二杏炖墨鱼 ▼

配方：墨鱼 200 克，杏仁 12 克，白果 15 克，料酒 10 毫升，姜 5 克，葱 10 克，盐 3 克，鸡汤 600 毫升。

制法：(1) 把杏仁去皮、去尖；白果去壳、去心；墨鱼洗净，切块；姜切片，葱切花。

(2) 把墨鱼放入炖锅内，加入杏仁、白果、姜、葱、料酒、盐、鸡汤。

(3) 把炖锅置武火上烧沸，用文火炖煮 50 分钟即成。

食法：每日 1 次，每次吃墨鱼 50 克，随意喝汤。

功效：润肺化痰、祛痰止咳、防癌抗癌，可治疗癌症，亦适于肺心病饮邪恋肺患者食用。

■ 降低胆固醇、强心降压食疗方 >>>>>>>>>>

牛磺酸最初是在雄牛的胆汁中发现的，它是一种非蛋白质氨基酸，广泛存在于生物体中，可以增强心脏的功能；促进胆汁酸分泌，降低血液中的胆固醇。

墨鱼煲 ▼

配方：墨鱼干 300 克，益母草 10 克，料酒 10 毫升，葱 10 克，姜 5 克，精盐 3 克，味精 2 克，香油少许。

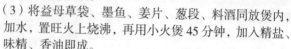

制法：（1）墨鱼发好去骨，洗净，切成 3 厘米见方的块。

（2）益母草洗净，入纱布袋，扎紧袋口；姜切片，葱切段。

（3）将益母草袋、墨鱼、姜片、葱段、料酒同放煲内，加水，置旺火上烧沸，再用小火煲 45 分钟，加入精盐、味精、香油即成。

食法：每日 1 次，每次吃墨鱼 50 克，随意食用。佐餐食用。

功效：活血化瘀、滋补气血，适用于心肌梗死型冠心病。

双耳炒墨鱼 ▼

配方：鲜墨鱼 200 克，银耳 15 克，黑木耳 20 克，料酒、姜、葱、盐、西芹、植物油各适量。

制法：（1）墨鱼洗净，切块；银耳、黑木耳发透，去根蒂，撕成瓣；西芹洗净，切段；葱切段，姜切片。

（2）把炒锅置武火上烧热，倒入植物油，烧至六成热时，下入姜、葱爆香，投入墨鱼，翻炒，再下入双耳、西芹、盐、料酒，炒熟即成。

食法：每日 1 次，每次食墨鱼 50 克，随意吃双耳和西芹。佐餐食用。

功效：滋补心肾、降脂降压，适用于心律失常、心悸属心肾阴虚兼高血压患者。

 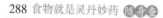

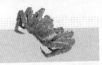

螃蟹

螃蟹又称蟹、横行将军、无肠公子等，是一种全身有甲壳的节肢动物。

螃蟹乃食中珍味，素有"一盘蟹，顶桌菜"的民谚。它不但味道鲜美，且营养丰富，是一种高蛋白的补品。

螃蟹是时令性很强的水产品，农历九十月食蟹最当时，此时的螃蟹膏满肉丰，其味鲜美至极，有"蟹肉上席百味淡"的说法。

药典选录 ▼

"解结散血，愈漆疮，养筋益气。"
——《名医别录》

"补骨髓，滋肝阴，充胃液，养筋活血，治疽愈核。"
——《随息居饮食谱》

 医生叮咛 ▶ 胃寒胃弱或有溃疡之人忌食螃蟹。

螃蟹治病偏方

1. 治扭伤肿痛偏方 >>>>>>>>>

螃蟹1只，高粱酒、面粉、葱各30克，姜10克。将蟹肉（去壳）、葱、姜共捣烂，用高粱酒面粉拌和，敷于伤处，每日1次。可治扭伤、红肿。（经验方）

第三章 畜禽水产最强身 289

2. 治碰伤肿痛偏方 >>>>>>>>>

螃蟹1只，米酒50~100毫升。取螃蟹剥去背壳，洗干净内脏污物，用小盆盛装，加入米酒，放锅内隔水蒸热。身体四肢或背部、胸部筋骨碰伤，肿胀无伤口者，将热酒和螃蟹一起吃下，轻者一两次可痊愈，肿痛者可多吃几次，即可化瘀、消肿、止痛。（经验方）

3. 治痈疽偏方 >>>>>>>>>

螃蟹数只，白酒适量。螃蟹洗净捣烂，加白酒浸1小时，然后加热内服。主治痈疽。（经验方）

4. 治咽喉炎偏方 >>>>>>>>>

鲜蟹1只，生地50克。上二味加清水500毫升，煎成250毫升，去药渣，除蟹壳，饮汤，一次顿服，连用3日。本方疏风清热，主治急性咽喉炎。（经验方）

5. 治恶露不绝偏方 >>>>>>>>>

螃蟹200克，黄酒100毫升。共放锅内蒸熟，喝汁食蟹，一次吃完，每日1剂。（经验方）

6. 治痛经偏方 >>>>>>>>>

螃蟹2只（约250克），红藤30克，米酒适量。前二味洗净后用瓷罐文火炖熟，加米酒适量，再炖片刻，趁热吃螃蟹喝汤。主治气滞血瘀型痛经。（经验方）

螃蟹食疗方

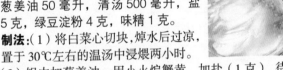

■ 延缓衰老食疗方 >>>>>>>>>>

　　螃蟹卵和蟹黄中含有丰富的核酸，可以活化细胞，防治糖尿病、癌症。蟹肉中含有丰富的维生素E，这是一种自由基清除剂，能保护机体细胞膜及生命大分子免遭自由基的攻击，从而起到防治各种疾病的作用。

蟹黄菜心 ▼

配方：净蟹黄 30 克，白菜心 300 克，葱姜油 50 毫升，清汤 500 毫升，盐 5 克，绿豆淀粉 4 克，味精 1 克。

制法：(1) 将白菜心切块，焯水后过凉，置于 30℃ 左右的温汤中浸煨两小时。

(2) 锅中加葱姜油，用小火煸蟹黄，加盐（1 克），待蟹黄出香味时，盛入碗中。

(3) 白菜心置锅中，加少许煨菜清汤，上火烧开，放盐（2 克）调味后盛盘。

(4) 净锅上火加入蟹黄油，添适量清汤，加盐（2 克）、味精、绿豆淀粉，搅成芡汁，将芡汁淋在白菜心上即成。

■ 保护视力、提高智力食疗方 >>>>>>>>>

　　螃蟹中含有可促进大脑功能的锌，还含有可以促进营养代谢的 B 族维生素，能够提升大脑和全身机能。

配方：蟹足棒（蟹柳）1 根，粳米 150 克，豆腐 1 块，盐 1 克，鸡粉 3 克，姜末 5 克，高汤 800 毫升。

制法：（1）粳米淘净，用冷水浸泡好，放入锅中，加入适量冷水，用旺火烧沸后，改用小火慢煮成稀粥。

（2）蟹足棒切段；豆腐切块。

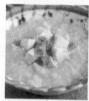

（3）锅中加入高汤，上火烧沸，下姜末煮片刻，再下入稀粥、豆腐及盐、鸡粉，煮 20 分钟，下入蟹足棒段煮 5 分钟，搅拌均匀，即可盛起食用。

功效：补血、明目、益智、通便，适用于气血两亏、便秘、视物不清、脑力衰退等症。

配方：螃蟹 300 克，核桃仁 30 克，枸杞子 20 克，西芹 50 克，料酒 10 毫升，姜 5 克，葱 10 克，盐 3 克，鸡精 2 克，植物油 35 毫升。

制法：（1）将核桃仁用植物油炸香；枸杞子去果柄、杂质，洗净；螃蟹揭开盖，除去肠杂，洗净；西芹切片；姜切片，葱切段。

（2）将炒锅置武火上烧热，倒入植物油，烧至六成热时，下姜、葱爆香，加入螃蟹、料酒、西芹、核桃仁、盐、鸡精，炒熟即成。

功效：补肝肾、益智能、降血压、润肠通便，适用于肝肾虚损、视物不清、智力低下、便秘、反应迟钝等症。

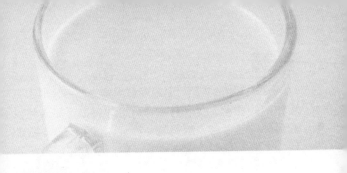

第四章

喝对饮品不得病

所为养生饮料，其实是对具有一定保健功能饮品的通俗叫法或叫泛称谓，实质上是功能饮料大品类中的一种。

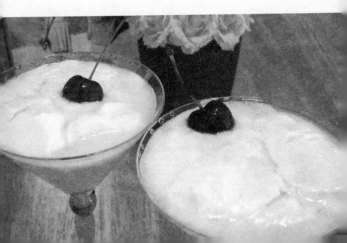

酸奶

酸奶是指酸牛奶，是以新鲜牛奶为原料，加入一定比例的蔗糖，经过高温杀菌冷却后，再加入纯乳酸菌种培养而成。酸奶是一种营养价值十分丰富的饮品，酸甜细滑，营养丰富，能调节机体内微生物的平衡。

药典选录 ▽

"补虚赢，止渴下气。"

——《名医别录》

"润皮肤，养心肺，解热毒。"

——《日华子本草》

🔰 **医生叮咛** ▶ 胃酸过多、对牛奶过敏、胃肠道手术后的病人及有腹泻等其他肠道疾病的患者不宜喝酸奶。

酸奶治病偏方 ✿

1. 治胸部扁平偏方 >>>>>>>>>>

酸奶 150 毫升，木瓜 80 克。木瓜去皮捣烂，加少量水煮开，凉凉后，倒入酸奶搅匀。经常服食有丰胸的效果。（经验方）

2. 治饮酒过度偏方 >>>>>>>>>

　　酸奶200毫升，白梨1个。将梨去核，切块，放入榨汁机中榨汁，再与酸奶调匀。一次服完。可解酒。（经验方）

3. 治受损发质偏方 >>>>>>>>>>

　　（1）原味酸奶适量。用洗发精洗头发，冲净之后，用酸奶充当润发乳使用，用温水冲干净。能够护理烫发、染发后的受损发质。（经验方）

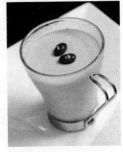

　　（2）原味酸奶适量，蛋黄1个，橄榄油少许。以上各物混合调成糊状，当作护发乳轻柔地按摩头皮，约30分钟后，用低于体温的温水仔细洗净，受损的头发会有新生的感觉。（经验方）

4. 治皮肤干燥偏方 >>>>>>>>>

　　酸奶50毫升，维生素E油丸2粒，蜂蜜10毫升，柠檬汁2滴。将维生素E油丸用消过毒的针扎破，然后与其他三料混合，拌匀，涂抹在脸上。15分钟后用清水洗净面部。经常使用不但可治疗面皮皮肤干燥，而且具有延缓皱纹出现的功效。（经验方）

酸奶食疗方

■ 提高免疫力、防治癌症食疗方 >>>>>>>>>

乳酸菌是人体内必需的一类有益菌，它们会分泌出一种液体，帮助肠道消化及吸收。当坏菌侵入人体时，乳酸菌也会负起保护身体之责，抑制肠内坏菌的繁殖，提高免疫力，使人体免受病菌的感染。

猕猴桃酸奶 ▼

配方：酸奶50毫升，牛奶410毫升，脱脂奶粉7克，白砂糖17克，鲜猕猴桃酱7克，蜂蜜12.5毫升。

制法：（1）把牛奶倒入锅中，加入脱脂奶粉和白砂糖，搅拌均匀，放火上煮开，离火降温
（2）于42℃保温至凝乳，再冷却至20℃左右，加入蜂蜜和鲜猕猴桃酱，搅拌均匀，放入冰箱冷藏即成。

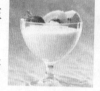

功效：具有强力抗氧化功用，能够防癌抗癌。

■ 脑血栓食疗方 >>>>>>>>>

血液内胆固醇过多，会使血液变稠，多余的胆固醇沉积在血管壁上，日积月累会使血管失去弹性及收缩力，从而引发脑血栓、心绞痛及心肌梗死等严重症状。

酸奶中含有胆碱和乳清酸，这两种物质既能抑

制胆固醇沉积于动脉血管壁，又能抑制人体内胆固醇合成酶的活性，减少胆固醇产生。经常食用酸奶，可以防止胆固醇在血管壁的沉积，从而有效预防动脉硬化和血栓生成。

玉米酸奶 ▼

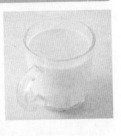

配方：酸奶 50 毫升，牛奶 425 毫升，玉米粉 15 克，白砂糖 25 克，蜂蜜 15 毫升，发酵剂 15 克。

制法：（1）将牛奶、白砂糖、玉米粉倒入锅中，于火上煮沸后离火，降温至 40℃左右，加入酸奶发酵剂搅拌均匀，于 40℃保温培养至凝乳。

（2）再降温至 20℃，加入蜂蜜，搅拌均匀，放入冰箱冷藏，即可食用。

功效：有助于人体脂肪和胆固醇代谢，防治动脉硬化。

■ 润肤美容食疗方 >>>>>>>>>

　　眼睛晶状体的中心受紫外线的影响而容易被氧化，尤其是从事电脑工作的人，对视力损伤很大。

　　酸奶中丰富的维生素 C 和 B 族维生素，能阻止人体细胞内不饱和脂肪酸的氧化和分解，防止眼睛晶状体受损；同时，这些维生素还能防止皮肤角化和干燥，使皮肤保持滋润细腻，富有弹性，充满光泽，还能减少色素斑的形成。另外，酸奶中富含的维生素A，对保护视力格外有益，可使眼睛明亮；还能防止皮肤老化，使皮肤光滑细嫩。

胡萝卜酸奶饮 ▼

配方：酸奶100毫升，胡萝卜100克，香菜20克，黑胡椒粉、盐各少许。

制法：（1）将胡萝卜洗净，切丝；香菜洗净、甩干，留1束做点缀用，其余的切细、剁碎。

（2）将胡萝卜丝和香菜末倒入搅拌器内，加入酸奶，用胡椒粉和盐调味，细细搅拌约20秒钟即可倒出食用。

功效：防止皮肤角化和干燥。

美容酸奶 ▼

配方：酸奶50毫升，全脂鲜奶224毫升，脱脂鲜奶224毫升，柠檬汁12.5毫升，蜂蜜12.5毫升，发酵剂1克。

制法：（1）将全脂鲜奶和脱脂鲜奶调入锅中，于火上煮开。

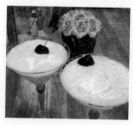

（2）离火，冷却至40℃左右，加入酸奶、发酵剂搅匀，于同样温度保温培养至凝乳。

（3）再冷却至20℃左右，加入蜂蜜和柠檬汁，搅拌均匀，放入冰箱冷藏即成。

功效：健美肌肤、养颜驻容。

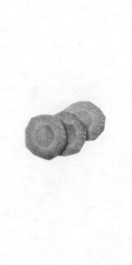